Anaesthesiology and Resuscitation
Anaesthesiologie und Wiederbelebung
Anesthésiologie et Réanimation

32

R. R. Macintosh und R. Bryce-Smith

Örtliche Betäubung:

Abdominal-Chirurgie

Mit 91 zum Teil farbigen Abbildungen

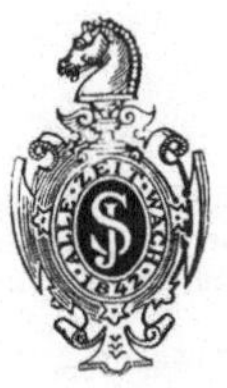

Springer-Verlag Berlin Heidelberg New York 1968

Titel der englischen Originalausgabe:
Local Analgesia: Abdominal Surgery

E. & S. Livingstone Ltd. Edinburgh and London.

Übersetzer: Dr. med. H. Matthes, Köln

Sir Robert R. Macintosh
D.M., F.R.C.S.E., F.F.A.R.C.S., Hon.F.F.A.R.A.C.S.,
M.D. (h.c.), Buenos Aires and Aix-Marseilles, D.Sc., (h.c.), Wales
Nuffield Professor of Anaesthetics
University of Oxford

R. Bryce-Smith
M.A., D.M., F.F.A.R.C.S.
Consultant Anaesthesist, United Oxford Hospitals;
Clinical Lecturer in Anaesthetics, University of Oxford;
late First Assistant, Nuffield Department of Anaesthetics,
University of Oxford; Examiner
F.F.A.R.C.S.

Illustration von Miss M. McLarty

1. deutsche Auflage
der
2. englischen Auflage

Softcover reprint of the hardcover 1st edition 1962

ISBN-13 : 978-3-540-04047-7 e-ISBN-13 : 978-3-642-48196-3
DOI : 10.1007/978-3-642-48196-3

Titel-Nr. 7388

Gewidmet

The Right Honourable
the Viscount Nuffield

G. B. E., F. R. S., F. R. C. S. (hon.)

Honorary Fellow of the Faculty of Anaesthetists
of the Royal College of Surgeons of England

Vorwort zur zweiten Auflage

Während der wenigen vergangenen Jahre ist die Wirksamkeit von Lignocain in zunehmendem Maße deutlich geworden und zudem haben die Phenothiazin-Derivate ihren Beitrag zur Beruhigung der meisten bewußten Patienten geleistet. Diesen Faktoren schreiben wir in den uns verbundenen Kliniken ein Anwachsen der Forderung nach lokalen Analgesien, besonders bei bestimmten Operationen zu (Hernienoperation und Rippenresektion), die in der ersten Auflage dieses Buches beschrieben worden sind. Lokale Analgesie ist häufiger, sowohl für Prostatektomie bei Patienten in schlechtem Allgemeinzustand als auch auf der anderen Seite der Altersskala, für Pyloromyotomie bei Kleinkindern, angewendet worden. Aus diesem Grunde fügen wir in dieser neuen Ausgabe Techniken für diese Operationen hinzu.

Nuffield Department of Anaesthetics,
University of Oxford, 1962

R. R. Macintosh
R. Bryce-Smith

Vorwort zur ersten Auflage

Vor einigen Jahren benutzten die Mitglieder dieses Institutes Lokalanaesthetica routinemäßig, entweder allein oder als Ergänzung zur Allgemeinbetäubung für Abdominalchirurgie. Dr. W. Mushin, der damals Erste Assistent und ich bereiteten die Publikation unserer praktischen Arbeit vor, als die Einführung von Curare betrüblich das Gleichgewicht von dem störte, über das wir geschrieben hatten. Bevor unsere Begeisterung für dieses Unternehmen wiederbelebt werden konnte, wurde mein Kollege zum Direktor des Department of Anaesthetics of the University of Wales ernannt. Die Einführung von Lignocain weckte mein Interesse an dieser Technik, gute operative Bedingungen zu bieten, von neuem. Dieses Mittel ist wirklich ein Vorteil gegenüber anderen Lokalanaesthetica und hat eine überragende Anziehungskraft in der Kürze seiner Anschlagszeit.

Obwohl die Indikationen für lokale Analgesie in der Abdominalchirurgie weniger dringlich als früher sind, so existieren sie in der Auffassung von Dr. Bryce-Smith und mir immer noch. Wenn der Leser unsere Meinung nicht teilt, so wird er es vielleicht doch für richtig halten, daß dieses Buch aus Oxford, der Heimat dieser Projekte, kommen sollte. Da heute Lokalanaesthetica nur gelegentlich angewendet werden, ist der Bedarf an einem klar illustrierten Buch mit einfachen Anweisungen paradoxerweise größer als zu der Zeit, da sie täglich angewendet und die Techniken vom Zuschauer erlernt wurden. Es besteht kein Zweifel, daß der Gebrauch von Lokalanaesthetica als Hilfe zur Diagnose und Behandlung stark im Anwachsen begriffen ist. Wir haben deshalb die Blockaden des autonomen Systems, die wir nützlich fanden, in dieses Buch aufgenommen.

Wir haben unser Buch hauptsächlich mit Bildern und einem Minimum an Text versehen – einer Methode der Tatsachendarstellung mit trügerischem Zeitaufwand. Bei unserem Bemühen um Genauigkeit und Kürze möchten wir die freundliche aber feste Führung von Professor John Kirk im Bereiche der Anatomie dankbar anerkennen, ebenso die Mitarbeit von Dr. Gordon Ostlere, Research Assitent dieses Departments, unsere Schreibmaschinenschrift und Bilder in eine geeignete Form für die Publikation zu bringen, die Geschicklichkeit und Sorgfalt von Miss M. McLarty, unterstützt von Miss J. Fulton, indem sie 87 Original-Illustrationen anfertigten. Wir schulden außerdem größten Dank der Nuffield Foundation, durch deren großzügige Unterstützung Hilfe von außerhalb möglich wurde.

Nuffield Department of Anaesthetics, University of Oxford, 1953 — R. R. Macintosh

Inhaltsverzeichnis

I. *Einleitung*

II. *Anatomie aus der Sicht des Anaesthesisten*

III. *Techniken*

I. Einleitung

Indikationen für lokale Analgesie

Ein Lokalanaestheticum kann ideale operative Bedingungen bieten, wenn es allein angewendet wird; es kann eine hervorragende Ergänzung sein, wenn gleichzeitig eine Allgemeinbetäubung gegeben wird. Die lokale Analgesie ist deshalb allein oder kombiniert mit leichter Allgemeinbetäubung bei jedem abdominellen Eingriff gerechtfertigt.

Unter folgenden Bedingungen ist die Technik der Nerven-Blockade wertvoll:

Wenn der Patient wünscht, unter keinen Umständen narkotisiert zu werden.

Für eine incarcerierte Hernie, wegen der Gefahr des Erbrechens.

Wenn das Fehlen einer erfahrenen Betreuung eine Gefahr für den bewußtlosen Patienten in der unmittelbaren postoperativen Periode bedeutet.

Für eine Rippenresektion zur Entleerung eines Empyemes, besonders beim Vorhandensein einer Bronchialfistel.

Bei lokaler Analgesie kann der Patient während der Operation sitzen, und eine Drainage der Abszeßhöhle in den Bronchus wird so verhütet.

Wenn eine Thorakoplastik beim wachen Patienten vorgenommen werden muß.

Zur Schmerzbekämpfung bei Herpes zoster, Rippenfraktur, Pleuritis, malignen Leiden und nach Operation.

Die Kenntnis der Technik könnte für den Chirurgen nützlich sein, der gezwungen ist, allein zu arbeiten, z. B. für einen Schiffsarzt.

Die eine Wirkung der Lokalanaesthetica, dem Patienten eine tiefe Allgemeinbetäubung bei abdominellen Eingriffen zu ersparen, ist in der jüngsten Zeit mit großem Erfolg von Curare und seinen Analoga übernommen worden. Die Vorteile von Curare liegen in seiner leichten Anwendung und schnellen und sicheren Wirkung; es besteht kein Zweifel, daß die alternative Blockade der Intercostalnerven mit Lokalanaesthetica sorgfältige Ausführung und mehr Geduld erfordert. Aber es ist nicht unsere Absicht, die eine Methode auf Kosten der anderen zu befürworten. Wir haben beide Methoden in weitem Umfange angewendet und sind uns voll der ausgezeichneten operativen Bedingungen bewußt, die jede bietet und daß keine ohne Gefahren in den Händen des unerfahrenen und sorglos Handelnden ist.

Die Kombination von Lokalanaesthetica mit Allgemeinbetäubung

Eine Allgemeinbetäubung kann als eine Reise vom Bewußtsein bis zum Tode angesehen werden (Abb. 1).

Das Bewußtsein wird rasch verloren, Ebene 1, aber wenige Reflexe sind dann unterdrückt, und der Patient kann kräftig reagieren, wenn er gestört wird. In Ebene 2 ist er genügend gedämpft, so daß er sich nicht auf Reize hin bewegt, und in Ebene 3 kann und sollte die meiste extraabdominelle Chirurgie durchgeführt werden. In dieser Ebene können sich die Muskeln der Bauchwand noch so kontrahieren, daß dadurch eine Operation, bespielsweise eine Appendektomie, schwierig wird. Bis Ebene 4 muß der Patient narkotisiert werden, um genügend Reflexe zu dämpfen, so daß Eingriffe im Unterbauch mit Leichtigkeit möglich sind. In Ebene 5 sind die laryngealen und trachealen Reflexe ausreichend unterdrückt, so daß ein endotrachealer Tubus ohne aufregenden Laryngospasmus und Husten eingeführt werden kann. Aber energische Exploration des Oberbauches oder Zug am Mesenterium kann Adduktion der Stimmlippen und ruckartige Abwärtsbewegung des Zwerchfelles, die den Chirurgen behindert, hervorrufen. In Ebene 6 sind auch diese Reflexe ausgelöscht. Ebene 7 ist die des Atemstillstandes, obwohl das Herz weiterschlägt, wenn künstliche Beatmung durchgeführt wird. Die unangenehmen Nachwirkungen der Allgemeinbetäubung, die unter der Ebene X ausgeführt wird, nehmen heftig mit der Tiefe der Narkose zu, ebenso, wie der Kater nach einer Flasche Whisky viel schlimmer ist, als die Folgen eines einzigen Whisky mit Soda. Größere Mengen von Narkosemitteln verzögern nicht nur die Erholung, sondern stören zunehmend den Stoffwechsel. Diese Wirkungen zusätzlich zu denen einer schweren Operation können das Blatt gegen den schwerkranken Patienten wenden.

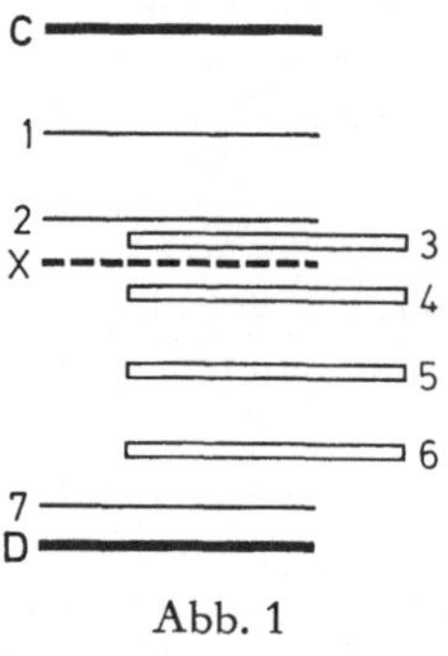

Abb. 1

Wenn die Reflexe von einer Operation durch eine so leichte Narkose unterdrückt werden können, daß der Patient nicht unter der Ebene X – zum Beispiel bei einer einfachen Herniotomie – narkotisiert werden muß, so ist es von geringer Bedeutung, ob er ein allgemeines oder lokales Anaestheticum erhält. Die Wahl sollte von seinem Wunsche, wach zu bleiben oder zu schlafen, abhängig gemacht werden. Eine Zahnoperation ist ein anderes alltägliches Beispiel: hier wird immer dem Patienten die freie Wahl gelassen, bedingt durch die Geschicklichkeit und Erfahrung des Zahnarztes mit Lokalanaesthetica. Bei einer Cholecystektomie z. B., für die eine oberflächliche Anaesthesie allein unzureichend ist, kann dem Patienten noch die Entscheidung überlassen werden, wach zu bleiben oder nicht. Wird Bewußtlosigkeit gewählt, so gibt man eine oberflächliche Allgemeinbetäubung bis zur Ebene X. Das Lokalanaestheticum wird dann so angewendet, als würde die Operation mit diesem Mittel allein durchgeführt.

Medikamente

Die Eigenschaften, die ein Lokalanaestheticum empfehlen, sind: geringe Toxicität, schneller Wirkungseintritt der Analgesie, Wirkungsdauer in Beziehung zur vorgesehenen Operation und bequeme Anwendbarkeit. Es ist eine große Zahl von Lokalanaesthetica im Handel, aber wir haben nur Erfahrungen mit Procain, Amethocain, Cinchocain und Lignocain gesammelt. Diese haben sich alle für die in diesem Buch beschriebenen Techniken als zufriedenstellend erwiesen. Trotzdem sind wir von den vielfachen Vorteilen, die Lignocain (Xylocain), Prilocain (Citanest) und Mepivacain (Scandicain) bieten, beeindruckt.

Toxicität

Die von den Pharmakologen beschriebene „absolute" Toxicität ist für den Anaesthesisten, für den nur die *relative* Toxicität wirksamer Konzentrationen wichtig ist, von geringer Bedeutung. Es ist wesentlich, diese Auffassung klar vor Augen zu haben. Wir hörten, daß Amethocain in Verruf kam, weil es bei gleicher Menge toxischer ist als Procain – aber diese Kritik ist nicht mehr gerechtfertigt, als die Verdammung von Procain, weil mehr verwendet werden muß, um eine bestimmte Wirkung zu erzielen.

Die Toxicität dieser Mittel wird nach der intravenösen Injektion an Labortieren beurteilt. Findet man die tödliche Dosis für eine bestimmte Tierart bei „a" mg Amethocain pro Kilogramm Körpergewicht und für 15 „a" mg Procain pro Kilogramm Körpergewicht, dann wird die absolute Toxicität von Amethocain 15 „a" im Vergleich zu Procain errechnet. Wenn aber in der klinischen Praxis Amethocain in einer Verdünnung von 1:1500 gleich wirksam ist, wie Procain 1:100, dann ist die relative Toxicität der beiden Lösungen gleich.

Die toxische Wirkung irgendeines Lokalanaestheticums hängt von seiner Blutkonzentration zu einer bestimmten Zeit ab. Das wird von zwei Faktoren bestimmt: dem Tempo der Entgiftung und der Schnelligkeit des Übertrittes von den Geweben in den Blutstrom. Hält die Elimination nicht mit dem Tempo der Absorption in dem Blutstrom Schritt, dann häuft sich das Mittel darin an und löst toxische Symptome aus. Eine kleine Dosis Procain intravenös injiziert, kann Konvulsionen hervorrufen, doch eine viel größere in das Subcutangewebe injizierte Dosis würde symptomlos bleiben, da sich seine Absorption in den Blutstrom über eine längere Zeitspanne ausdehnt.

Bei der Einschätzung der Maximal-Dosis irgendeines Lokalanaestheticums muß man deshalb eine Vorstellung von der Vascularisation des Bezirkes haben, in den das Mittel eingespritzt werden soll. Zum Beispiel ist die Absorptionsgeschwindigkeit aus den Muskeln größer, als aus fettreichen Arealen, in denen die capilläre Vascularisation geringer ist. In dieser Beziehung unterscheiden sich die Lokalanaesthetica nicht von anderen Medikamenten. Eine bestimmte Dosis von Thiopenton kann, rasch in eine Vene injiziert, Anaesthesie bis zum Stadium des Atemstillstandes hervorrufen, obwohl die gleiche Dosis, über einen langen Zeitraum als intravenöser Tropf gegeben, nur Schläfrigkeit bedingt.

Zwei Aphorismen über Lokalanaesthetica besitzen einen gewissen Wahrheitsgrad:

1. „Die Toxicität eines Lokalanaestheticums nimmt im Quadrat der Konzentration der Lösung zu." Bezogen auf die Toxicität bedeutet das:

$$100 \text{ ml } 1\% \text{ Procainlösung}$$

$$\text{ist gleich } \frac{100}{2^2} = 25 \text{ ml } 2\% \text{ Procainlösung}$$

$$\text{oder } \frac{100}{3^2} = 11 \text{ ml } 3\% \text{ Procainlösung}$$

So scheint zu gelten: je höher die Konzentration eines Lokalanaestheticums ist, desto schneller dringt es in den Blutstrom ein, ob aber dieser Anstieg signifikant ist oder nicht, hängt von der Vascularisation des Bezirkes ab, in den injiziert wurde. So braucht eine bestimmte Menge 3%iger Procainlösung, in einen relativ gefäßfreien Bezirk injiziert, nicht toxischer zu sein als ein ähnliches Volumen 0,5%igen Procaines, das in ein Areal mit größerer Blutversorgung eingespritzt wurde.

2. „Bei Operationen oberhalb der Clavicula injiziere nur schwache Lösungen von Lokalanaesthetica." Diese Warnung entspricht zweifellos der Häufigkeit, mit der toxische Symptome der Injektion von Lokalanaesthesie-Lösungen üblicher Konzentration für Operationen an Kopf und Hals folgten – zum Beispiel für Thyreoidektomie. Die Ursache liegt nicht darin, daß diese Bezieke oberhalb der Clavicula liegen, sondern daß die Gewebe in dieser Region außerordentlich gefäßreich sind. Eine Injektion in einen gleich vascularisierten Bezirk irgendwo anders würde gleiche Folgen haben.

Schnelligkeit des Eintrittes der Analgesie

Die Schnelligkeit, mit der verschiedene Mittel Analgesie hervorrufen, ist schwer genau zu bestimmen, da es so viele Unterschiede in der klinischen

Praxis gibt. Der häufigste von diesen ist der Grad der Genauigkeit, mit der die Kanüle plaziert wird, denn eine nahe dem Nerven injizierte Lösung wird viel rascher wirken als eine entfernt deponierte.

Einer von uns injizierte ein Lokalanaestheticum experimentell dem anderen, um die Verteilung eines peripheren Nervenstammes genau aufzuzeichnen. Nach 20 min wurde die Untersuchung abgebrochen, da eine Analgesie nicht eingetreten war. Einige Minuten später aber setzte die Analgesie ein. Der langsame Wirkungseintritt war hier durch die ungenaue Technik bedingt.

Die Schnelligkeit der Wirkung wird auch von der Konzentration der injizierten Lösung beeinflußt, je konzentrierter das Mittel ist, desto schneller ist der Wirkungseintritt.

Möglicherweise spielt die Wasserstoff-Ionen-Konzentration der injizierten Flüssigkeit eine Rolle [1]. Theoretisch müßte eine Lösung, die unmittelbar vor der Injektion alkalisch gemacht wurde, Analgesie mit größerer Schnelligkeit als eine neutrale oder saure hervorrufen. In der Praxis ist das Problem kompliziert. Die Bestimmung und Einstellung der Wasserstoff-Ionen-Konzentration vor jeder Injektion ist keine leichte Sache, und wenn die Lösung überalkalisiert ist, wird sie durch Präcipitation der Base inaktiv gemacht.

Sogar, wenn man auf diese Fakten Rücksicht nimmt, glauben wir nach unserer klinischen Erfahrung, daß es eine große Variation im Tempo des „Anschlages“ verschiedener Lokalanaesthetica in den allgemein angewendeten Konzentrationen gibt. Lignocain, Prilocain und Mepivacain sind beträchtlich rascher in der Wirkung als Cinchocain, Procain oder Amethocain.

Wirkungsdauer

Die Wirkungsdauer der Lokalanaesthetica hängt von der Vascularisation der Gewebe, in die injiziert wird, und von dem jeweiligen Mittel selbst ab. Die Wirkung wird verlängert, wenn der injizierte Bezirk relativ blutarm ist, da die Absorption in den Kreislauf dann verlangsamt ist. Das Areal kann natürlicherweise gefäßfrei sein, oder vorübergehend durch Zusatz von Adrenalin zu der Lokalanaesthesie-Lösung so gemacht werden. Wird Adrenalin verwendet, dann kann erwartet werden, daß die Analgesie von Procain 1 Std dauert und die von Amethocain, Cinchocain, Lignocain, Prilocain und Mepivacain 2–4 Std. Auch der Blutdruck des Patienten beeinflußt die Wirkungsdauer, verlängernd natürlich, wenn eine erhebliche Hypotonie besteht.

Dosierung

Wir haben keine ernsten toxischen Reaktionen von diesen Lokalanaesthetica festgestellt, und wir glauben, wenn wohlüberlegt gehandelt wird, können sogar ihre allgemein empfohlenen Dosen überschritten werden. Wir wenden bei einem normalen gesunden Erwachsenen bis zu 2 g Procain oder 150 mg Cinchocain oder Amethocain an und, obwohl 500 mg allgemein als Maximaldosis von Lignocain, Prilocain und Mepivacain angenommen werden, haben wir gelegentlich diese beträchtlich überschritten. Andererseits raten wir von der Injektion solcher Mengen beim kranken oder schockierten Patienten, besonders in Fällen von Ileus, ab. Ein sehr kranker Patient kann so wegen und nicht trotz der Tatsache, daß ihm ein Lokalanaestheticum gegeben wurde, sterben.

Vorteile

Lignocain und Cinchocain sind stabil in Lösung und werden bequem in Ampullen in jeder geforderten Konzentration mit oder ohne Zusatz von Adrenalin abgegeben. Benutzen wir Procain oder Amethocain, dann stellen wir unsere Lösungen lieber selbst her, da diese Mittel kristallin in passenden Ampullen zu 1 g beziehungsweise 100 mg sich im Handel befinden. Man braucht lediglich den Inhalt in ein errechnetes Volumen physiologischer Kochsalzlösung zu schütten, um die Lösung gewünschter Konzentration zu erhalten. Für ausgedehnte Infiltration werden die Kristalle in 200–300 ml physiologischer Kochsalzlösung aufgelöst. Trotzdem die Konzentration der resultierenden Lösung schwach ist, sichert ihre großzügige Anwendung, daß sie in Kontakt mit den Nervenendigungen kommt. Will man einen Nervenstamm blockieren, so wird der Inhalt der Ampulle in höchstens 50 ml physiologischer Kochsalzlösung aufgelöst. Eine stärkere Konzentration ist erforderlich, wenn das Mittel Nerven dieser Größe innerhalb angemessener Zeit durchdringen soll. Zieht man die diskutierten Punkte in Betracht, dann genügen Lignocain, Prilocain und Mepivacain den meisten Erfordernissen so zufriedenstellend, daß wir selten eine Indikation für ein anderes Lokalanaestheticum sehen.

Zweifellos ist es sehr angenehm, Medikamente bereits in Lösung zu kaufen, aber man sollte nicht zu sehr auf sogenannte „selbststerilisierende“ Eigenschaften der Lokalanaesthesie-Lösungen vertrauen; und sicher sollte irgendein Rest in einer Ampulle verworfen werden. Vor Verwendung eines Präparates, von dem behauptet wird, bakteriostatisch oder selbststerilisierend zu sein, muß auch daran gedacht werden, ob nicht ein niedriger pH oder Zusatz von chemischen Mitteln Schmerz bei der Injektion bedingen oder zur Gewebsschädigung führen kann.

Adrenalin

Adrenalin wird Lokalanaesthesie-Lösung zur Vasokonstriktion im Injektionsbereich hinzugefügt. So wird bei lokaler Infiltration dem Chirurgen ein relativ trockenes Operationsfeld geboten. Es verzögert auch die Absorption des Lokalanaestheticums in den Blutstrom, das hat den doppelten Effekt der

Wirkungsverlängerung und der Minderung der Toxicität einer bestimmten Dosis. Entsprechend vermehrt der Zusatz von einigen Tropfen Adrenalin (niemals mehr als 0,5 ml der Lösung 1:1000) beträchtlich die Menge eines Lokalanaestheticums, die ohne Gefahr injiziert werden kann. Wir glauben, daß Adrenalin in der Vergangenheit zu freizügig benutzt wurde, und daß einige der schädlichen Wirkungen, die dem Lokalanaestheticum zugeschrieben wurden – besonders beim Patienten im Schock – tatsächlich der unnötig großen Menge von Adrenalin zuzuschreiben sind. Wir empfehlen, daß die Gesamtdosis nicht 0,5 ml der Verdünnung 1:1000 überschreiten sollte. Ampullen dieser Dosierung sind fertig erhältlich, und wir geben eine der Lokalanaesthesie-Lösung hinzu – vorausgesetzt, sie enthält nicht schon Adrenalin. Die Konzentration von Adrenalin in der endgültigen Lösung liegt zwischen 1:100000 und 1:600000 und dabei ist in diesem Bereich kaum eine Minderung der vasoconstrictorischen Wirkung nachweisbar. Einige Hersteller liefern Ampullen von Lokalanaesthetica mit Adrenalin-Zusatz und oft ist die Konzentration ungewöhnlich hoch. Das macht nichts, wenn wenige ml der Lokalanaesthesie-Lösung genügen, doch ist Vorsicht geboten, wenn die Injektion eines großen Volumens beabsichtigt ist. Als goldene Regel gilt, daß die Dosis von Adrenalin niemals 0,5 ml der Verdünnung 1:1000 ml überschritten werden sollte. Irgendeines im Übermaß ist sowohl unnötig als auch gefährlich. Zum Beispiel sind Ampullen zu 0,5% Lignocain mit Adrenalin-Zusatz 1:100000 erhältlich. Das maximale Injektionsvolumen davon darf 50 ml nicht überschreiten. Diese Beschränkung ist nicht durch den Lignocain-Gehalt (nur 250 mg) sondern dadurch, daß es die maximale, erlaubte Menge von Adrenalin enthält, bedingt. Wenn der Anaesthesist wünscht, ein größeres Volumen der Lösung zu injizieren, sollten Ampullen einer stärkeren Konzentration von Lignocain (mit Adrenalin) entsprechend mit physiologischer Kochsalzlösung verdünnt werden, so daß sowohl Lignocain als auch Adrenalin innerhalb sicherer Dosen gehalten werden. Alternativ können zwei Ampullen, z. B. 0,5% Lignocain – die eine mit Adrenalin-Zusatz, die andere ohne – gemischt werden, wobei die Adrenalin-Konzentration halbiert wird, aber die Konzentration von Lignocain unverändert bleibt. Einige empfehlen die Verwendung von Cobefrin oder Neosynephrin (anstatt von Adrenalin) mit der Begründung, daß sie weniger toxisch sind. Wir hatten bisher keinen Grund, diese Mittel zu benutzen, da wir fanden, daß Adrenalin in den empfohlenen Dosen hochwirksam und harmlos ist.

Allgemeine Überlegungen

Es werden hier die für alle Blockaden gültigen allgemeinen Gesichtspunkte behandelt, um eine Wiederholung zu vermeiden, wenn jede Technik im einzelnen beschrieben wird.

Praemedikation

Soll eine Operation allein in lokaler Analgesie durchgeführt werden, so muß der Patient genügend praemediziert werden, um seine Angst abzuschwächen und die Unbequemlichkeit beim Liegen auf dem Operationstisch zu mindern. Die Wahl des Medikamentes und seine Dosierung hängen vom Alter und Zustand des Patienten und der Art der durchzuführenden Operation ab. Viel spricht für Morphin in einer Dosis von 0,15 mg pro Kilogramm Körpergewicht oder Papaveretum in der doppelten Menge, um eine gute Wirkung zu erzielen. Auch Pethidin (1–1,5 mg pro Kilogramm) hat seine Anhänger.

Der sedative Effekt der Phenothiazine ist deutlich ausgeprägt. Liegt eine Indikation dafür vor, dann bevorzugen wir Promethiazin beim Erwachsenen in einer Dosis von 25–50 mg intramuskulär, kombiniert mit der halben Dosis eines der drei zuvor erwähnten Mittel. Kommt der Patient unzureichend durch die „Standard“ Praemedikation sediert in den Anaesthesie-Raum, so können alternativ Dosen bis zu 25 mg intravenös injiziert werden. Man muß jedoch daran denken, daß der adrenolytische Effekt der Phenothiazine eine Senkung des Blutdrucks einschließt, die sich bis in die postoperative Periode fortsetzen kann.

Barbiturate haben einen wünschenswerten sedativen Effekt bei vielen Patienten, aber das ist die einzige Indikation für ihre Anwendung. Es gibt einen bedauerlichen weitverbreiteten Glauben, daß die Barbiturate Schutz gegen eine Überdosierung von Lokalanaesthetica bieten. Es ist richtig, daß sie, soweit sie dämpfend auf die Hirnrinde wirken, etwas Schutz gegen Konvulsionen bieten, aber in genügend hohen Doesn vertiefen sie die Depression des Myocards beträchtlich, was die große Gefahr einer Überdosierung von Lokalanaesthetica ist.

Es muß außerdem daran erinnert werden, daß die Barbiturate keine analgetischen Eigenschaften haben; tatsächlich führen sie bei Schmerzen zu geistiger Verwirrung und Unruhe. Das kann auf dem Operationstisch beobachtet werden, wenn die Lokalanaesthesie nicht vollständig ist, oder später im Bett, wenn die Wirkung des Lokalanaestheticums geschwunden ist und Opiate nicht ausreichend gegeben wurden.

Spritze und Kanülen

Eine 10 ml-Spritze genügt. Für die Hauptinjektion müssen die Kanülen einen äußeren Durchmesser von 0,7–1 mm haben und in der Länge von 5–12 cm vorliegen. Es sollten wenigstens zwei von jeder Größe vorhanden sein für den Fall, eine wird undurchgängig oder beschädigt. Jede Kanüle sollte vor dem Gebrauch auf Durchgängigkeit geprüft werden.

Lage des Patienten

Der Patient sollte in eine ihm bequeme Lage gebracht werden, doch für den Anaesthesisten einen guten Zugang bieten. Er soll nicht unnötig bewegt werden. Müssen paravertebral Injektionen bilateral vorgenommen werden, dann empfiehlt es sich, den Patienten in Bauchlage zu drehen, um Zugang zu beiden Seiten zu erhalten. Das Operationsfeld muß vollständig freiliegen und darf nicht verdreht sein.

Hautquaddeln

Beim wachen Patienten sollten Hautquaddeln nur mit einer dünnen Kanüle angelegt werden, bevor die größere Kanüle eingestochen wird.

Gefahren bei der Injektion

Ein Aspirations-Test auf Blut muß immer vorgenommen werden, wenn die Kanüle ruhig gehalten wird, während mehr als 2 ml an einer Stelle injiziert werden.

Bei der Blockade von Nerven muß immer an die Nähe wichtiger Gewebe gedacht und ihre Schädigung vermieden werden. Die Kanüle sollte nur einmal eingestochen werden – bis zur beabsichtigten maximalen Tiefe – und die Injektion während des Zurückziehens vorgenommen werden. Wiederholte Ein- und Aus-Bewegungen, wie die einer Nähmaschinennadel, müssen vermieden werden. Im Thorax können solche Bewegungen zu multiplen Punktionen der Lunge führen; durch diese dringt Luft während der Inspiration in die Pleura ein, und es resultiert ein Spannungspneumothorax. Es dürfen keine Versuche gemacht werden, die Spitze der Kanüle seitlich zu bewegen, da das benachbarte Gewebe zerreißen kann.

Betreuung des Patienten

Der Anaesthesist ist für das körperliche und geistige Wohlbefinden des Patienten während der Operation verantwortlich, und er muß ihn beruhigen, wenn das nötig ist. Sauerstoff muß nach einer ausgedehnten paravertebralen Blockade gegeben werden. Durch die sympathische Lähmung kann ein Blutdruckabfall eintreten und eine reduzierte Atmung durch die Lähmung der Intercostalmuskulatur – die gleichen Bedingungen, wie sie bei der hohen Spinal-Analgesie im Vordergrund stehen – eingetauscht werden.

Postoperative Lungenkomplikationen

Nach einer abdominellen Operation fürchtet der durchschnittliche Patient wegen des resultierenden Schmerzes, tief zu atmen, zu husten und seine

Atemwege zu reinigen. Die Retention von Bronchialsekreten führt zu Lungenkomplikationen, deren Häufigkeit sich umgekehrt verhält zur Mitarbeit und Selbstdisziplin des Patienten und hängt nicht so sehr davon ab, ob ein lokales oder allgemeines Betäubungsmittel gegeben wurde. Sicher kann nach einer lokalen Analgesie der wache Patient früher Atemübungen durchführen, aber dieser Vorteil wird oft wieder ausgeglichen durch die vermehrte Menge an atemdepressiven Mitteln – z. B. Morphin, Papaveretum – die unmittelbar vor der Operation verabreicht wurden. Es wird behauptet, daß der atemdepressive Effekt von Opiaten durch Mittel wie Nalorphin und Levallorphan ohne Beeinträchtigung der schmerzdämpfenden Komponente aufgehoben werden kann.

Allgemeines

Ein Anaesthesist kann mit einem Lokalanaestheticum ebenso eine Gefahr sein, wie mit einem Allgemeinbetäubungsmittel. Ein Patient kann durch vielfache Injektionen zum Weinen gebracht werden.

Die Analgesie kann unbefriedigend und, wird der Versager nicht sofort erkannt, das Resultat höchst unangenehm für den Kranken sein; und nach seiner Rückkehr zur Station leidet die Moral der wartenden Patienten.

Zum Schluß: Wird der junge Anaesthesist nicht wiederholt gewarnt, dann besteht die Gefahr, daß er Gleichgültigkeit gegenüber der Toxicität von Lokalanaesthetica und Adrenalin entwickelt.

Literatur

[1] Bryce-Smith, R.: Brit. J. Anaesth. **22**, 1 (1950).

II. Anatomie aus der Sicht des Anaesthesisten

Bahnen des Schmerzes

Eine Operation an einem intraabdominellen Organ in lokaler Analgesie bietet ein differentes Problem zu Eingriffen an den Extremitäten oder am Hals, wo nur die relativ gut zugänglichen somatischen Nerven anaesthesiert werden müssen. Die lokale Analgesie für extraabdominelle Chirurgie ist verhältnismäßig einfach, da eine großzügige Verteilung der Lösung im Operationsgebiet einen schmerzlosen Eingriff gewährleistet. Ein chirurgischer Freund, enthusiastischer Befürworter der lokalen Analgesie, empfiehlt für den Erfolg „Plansche überall ein bißchen!" Aber diese muntere Aufforderung ist in der Abdominalchirurgie unnütz, da hier nicht nur die somatischen Nerven der Bauchwand, sondern auch die weniger leicht zu erreichenden autonomen Nerven der Eingeweide – sympathische und parasympathische – unempfindlich gemacht werden müssen.

Es ist sicher leicht, die Bauchwand zu incidieren und die Peritonealhöhle ohne Schmerz zu eröffnen. Die Methode von Reclus [1] erlaubt das. Er geht Schritt für Schritt vor, indem er eine Schicht mit Lokalanaestheticum infiltriert, incidiert und dann die nächste wieder infiltriert. Diese Technik ist natürlich nur für den Chirurgo-Anaesthesisten und für einen seiner Patienten geeignet, doch sie ist dort zuverlässig, wo die Nerven leicht zu erreichen sind. Innerhalb des parietalen Peritoneums ist das Problem unterschiedlich. Die Eingeweide sind Stechen, Schneiden oder Brennen gegenüber unempfindlich, aber ihre sensiblen Nervenendigungen reagieren heftig auf Entzündung und Zug. Die Symptome eines „akuten Abdomens" können bei einem Patienten, dessen Peritoneum in lokaler Analgesie eröffnet wird, hervorgerufen werden, wenn der Chirurg am nicht anaesthesierten Mesenterium zieht oder entzündete Eingeweide anfaßt. So ist es auch unmöglich, bei einem Patienten mit diffuser Peritonitis radikal zu operieren, wenn nur die somatischen Nerven blockiert wurden, da der durch die Manipulation an den entzündlichen Organen ausgelöste Schmerz qualvoll ist; außerdem preßt die reflektorische Kontraktion des Diaphragmas das Intestinum aus der Abdominalwunde heraus.

Bei jeder abdominellen Operation, die nur in lokaler Analgesie ausgeführt wird, müssen zwei Bedingungen erfüllt sein: 1. die sensiblen Nerven im Bereiche des Hautschnittes müssen unterbrochen sein; 2. die sensiblen Nerven der Eingeweide müssen entweder anaesthesiert oder die

Eingeweide mit solcher Vorsicht angefaßt werden, daß Schmerz und Übelkeit vermieden werden – eine Unmöglichkeit beim Bestehen einer Peritonitis, einem kurzen Mesenterium oder einem groben Chirurgen.

Vor einigen Jahren blockierten wir mit einem Lokalanaestheticum die Intercostal-Nerven in der mittleren Axillarlinie allein bei einer Serie von abdominellen Operationen. Einige dieser Experimente ließen wenig zu wünschen übrig, andere waren Versager. Es ist leicht, die somatischen Nerven zu blockieren, so daß das Abdomen schmerzlos eröffnet werden kann, z. B. für eine Colostomie. Was sich danach ereignet, ist Glückssache. Kann das Colon leicht freigelegt werden, so verläuft die Operation schmerzlos; ist jedoch Zug am Mesenterium erforderlich, dann werden Übelkeit und Schmerz mit einer Intensität eintreten, die mit der Stärke des Zuges variieren. Das Gleiche trifft für die Operationen Gastrojejunostomie und Appendektomie zu.

Es scheint kein Zweifel über die Schmerzbahnen der Eingeweide zu bestehen. Zweimal blockierten wir vor der Anaesthesie wegen eines perforierten Ulcus pepticum mit 30 ml einer 1%igen Procainlösung den Plexus coeliacus nach der Methode von Kappis (S. 64). In beiden Fällen war die Schmerzfreiheit in wenigen Minuten überraschend. Die Bauchwand blieb gespannt, aber der ängstliche Ausdruck des Patienten schwand und die gepreßte Expiration wurde normal.

Die sensible Versorgung der Eingeweide

Für jede intraabdominelle Operation in lokaler Analgesie ist es auf Grund der Ausführungen im letzten Abschnitt wünschenswert, sowohl die beteiligten autonomen als auch somatischen Nerven zu blockieren.

Die sensiblen Nervenfasern von den abdominellen Organen, parasympathische wie sympathische, laufen durch das Mesenterium zum Plexus coeliacus.

Parasympathische Nervenfasern

Die afferenten parasympathischen Nervenfasern ziehen ohne Unterbrechung durch den Plexus coeliacus und setzen sich im Vagus fort, um ihre Zellen im Ganglion cervicale dieser Nerven zu finden; danach treten sie durch das Foramen jugulare in den Hirnschädel ein, um das Zentralnervensystem zu erreichen.

Da der Verlauf des Vagus vollständig außerhalb des Wirbelkanales liegt, bleibt der vagale parasympathische Anteil der Innervation der Eingeweide bei einer *Spinal*-Analgesie unbeeinflußt. Reizung der sensiblen Fasern des Vagus führt zu Übelkeit, Erbrechen und erheblicher Mißempfindung [2], Symptome, die sogar unter hoher Spinal-Analgesie auftreten, wenn Zug am Mesenterium bei Oberbaucheingriffen ausgeübt wird. Wenn die Eingeweide (meistens der Magen) mit großer Sorgfalt angefaßt werden, dann sind die Mißempfindungen erträglich und können durch leichte Allgemeinbetäubung beseitigt werden. Alternativ kann die Weiterleitung der Reize durch die Vagi durch Infiltration der Gewebe rund um das untere Ende des Oesophagus mit Lokalanaesthesielösung unterbrochen werden. Das wird von einigen Chirurgen routinemäßig nach Eröffnung des Abdomens in

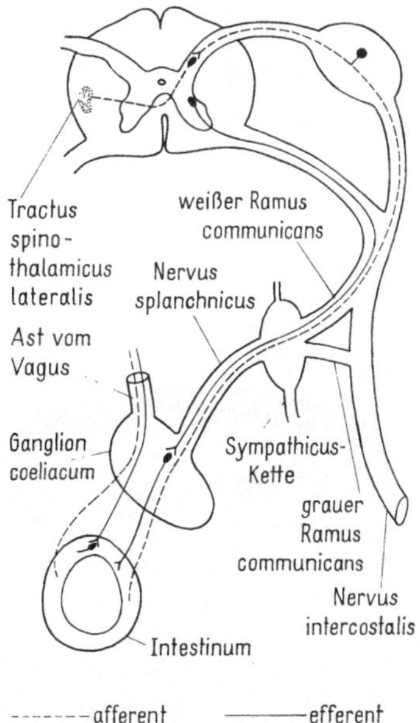

Abb. 2. Der Verlauf der autonomen Nervenfasern zwischen abdominellen Organen und Zentralnervensystem

Spinal-Analgesie für Eingriffe am Magen ausgeführt; diese einfache Vorsichtsmaßnahme zahlt sich aus, da nun Zug am Magen ohne Belästigung des Patienten ausgeübt werden kann.

Sympathische Nervenfasern

Vom Plexus coeliacus setzen sich die afferenten sympathischen Fasern in die Nervi splanchnici fort, erreichen die Sympathicus-Kette und ziehen weiter über die weißen Rami communicantes im entsprechenden Paravertebral-Raum zum Stamm der unteren sieben Nervi intercostales. Die Fasern treten dann in die hintere Wurzel des zugehörigen Nerven ein und erreichen ihre Zellen im Ganglion der hinteren Wurzel. Von diesen Zellen wird der Impuls von zentralen Fasern zum Rückenmark geleitet, wo sie umschalten und sich ähnlich den somatischen sensiblen Fasern verhalten (Abb. 2).

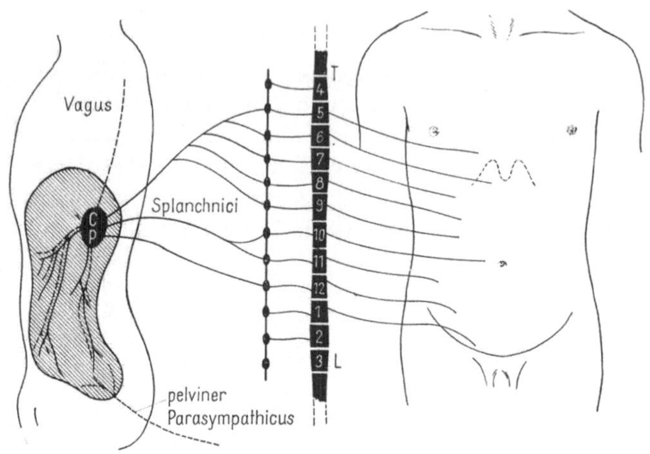

Abb. 3. Die segmentale Verteilung der Nervi splanchnici und somatici des Abdomens. (Nach LAKE)

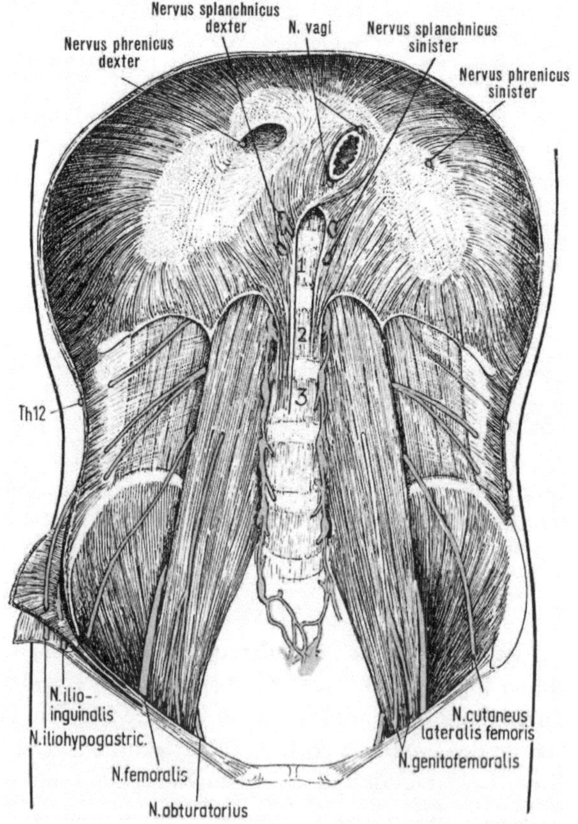

Abb. 4. Die hintere Bauchwand mit Topographie der Nerven. Dieses Bild bildet die Grundlage der nächsten drei Abbildungen

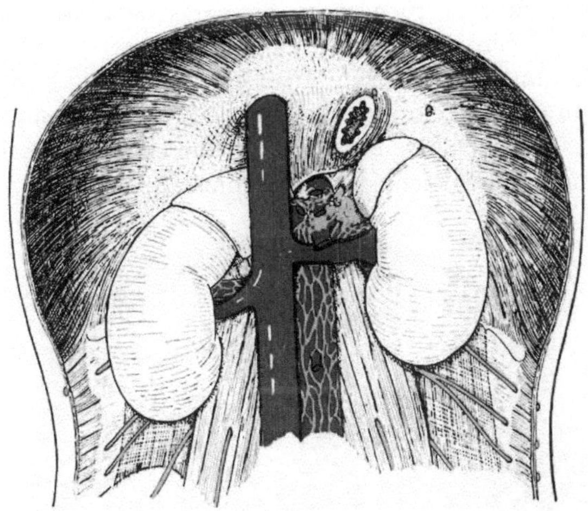

Abb. 5. Der Plexus coeliacus von vorn gesehen. Auf der rechten Seite liegt er größtenteils hinter der Vena cava inferior

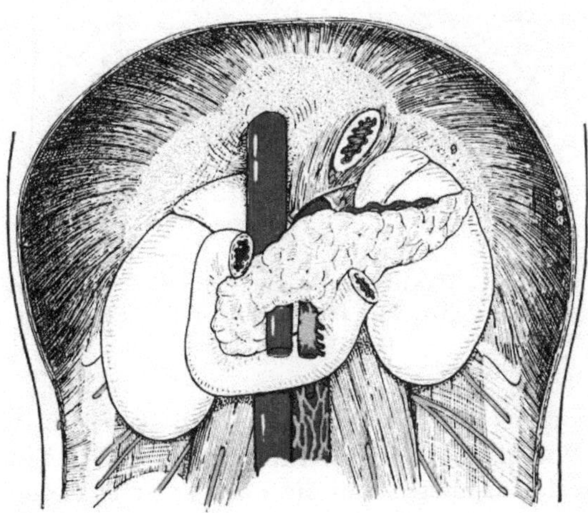

Abb. 6. Die unmittelbaren anterioren Beziehungen des Plexus coeliacus. (S. Abb. 80)

Wird ein Lokalanaestheticum entweder in den subarachnoidalen oder extraduralen Raum injiziert (Methoden, mit denen sich dieses Buch nicht befaßt), um die zwischen 5. thoracalen und 1. lumbalen Segment in das Rückenmark ziehenden Nervenwurzeln zu erfassen, dann werden sowohl die somatischen Nerven der Bauchwand als auch die sympathischen Fasern der Eingeweide anaesthesiert (Abb. 3). Jetzt kann ein abdomineller Eingriff schmerzfrei ausgeführt werden, wenn die parasympathischen Fasern nicht durch Zug erregt werden.

Werden die unteren 7 Intercostalnerven und der 1. Lumbal-Nerv auf beiden Seiten in den paravertebralen Räumen blockiert, dann sind die Rami communicantes eingeschlossen und die resultierende Analgesie der Bauchwand und Eingeweide gleicht der einer Spinal-Analgesie.

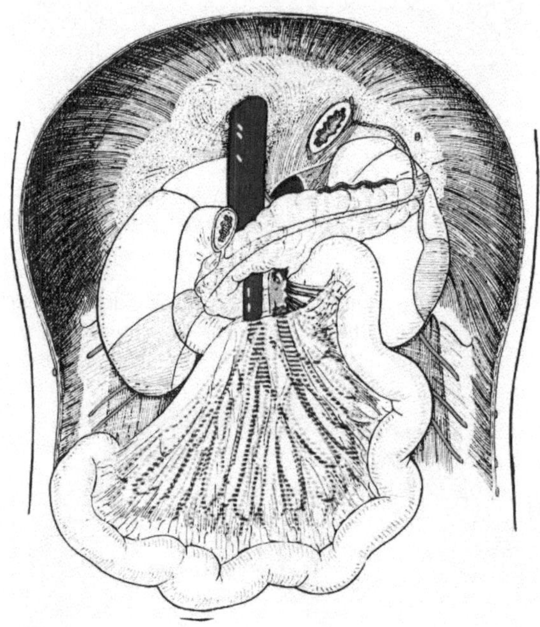

Abb. 7. Nervenfasern des Plexus mesentericus superior, die in das Mesenterium einer Dünndarmschleife ziehen. Der freie Bezirk stellt die Fixation des Mesocolon transversum dar

Werden jedoch die Nerven in den Intercostalräumen in einiger Entfernung von der Wirbelsäule injiziert, dann kann sich die Lösung nicht weit genug nach medial ausbreiten, um die Rami communicantes zu erreichen und die Eingeweide bleiben ohne Anaesthesie. Die nervöse Versorgung der Eingeweide kann aber bequem und wirkungsvoll durch eine Injektion von der Lumbalregion her in den Plexus coeliacus, der unmittelbar vor dem Körper des 1. Lendenwirbels gelegen ist, unterbrochen werden (S. 66). Die afferenten Nervenfasern, sympathisch und parasympathisch, sind hier in diesem kleinen Bezirk gebündelt, bevor sie sich wieder ausbreiten, um sich höher oben mit dem Zentralnervensystem zu vereinigen.

Sind die Eingeweide durch eine Splanchnicus-Blockade analgetisch, so ist der genaue Bezirk, in dem die Intercostalnerven injiziert werden, nicht von großer Bedeutung.

Die vordere Bauchwand

Anatomie der oberflächlichen Schicht

Das Tuberculum liegt am lateralen Ende der Crista ossis pubis, die sich nach medial bis zur Symphyse erstreckt. Das Ligamentum inguinale dehnt sich zwischen der Spina iliaca anterior und dem Tuberculum pubicum aus. Der äußere Leistenring ist eine dreieckig geformte Öffnung, deren Basis von der Crista ossis pubis gebildet wird und deren Spitze aufwärts und lateral gerichtet ist. Das Crus laterale des Leistenringes ist am Tuberculum pubicum befestigt; und auf dem Crus liegt beim Manne das Samenstrangbündel. Das Crus mediale ist am medialen Teil der Crista ossis pubis fixiert. Der mittlere Inguinal-Punkt liegt halbwegs zwischen der Spina anterior superior und der Symphysis ossis pubis. Der innere Leistenring liegt ungefähr einen Finger breit über diesem Punkt und unmittelbar medial zum Ursprung der Arteria femoralis.

Die Linea semilunaris zeigt die konvexe laterale Grenze der Rectusscheide an; sie erstreckt sich von der Spitze des 9. Rippenknorpels bis zum Tuberculum pubicum und kann bei einem muskulösen Menschen gut gesehen werden. Die Linea alba, die Vereinigung der Aponeurosen der zwei Musculi obliqui externi abdominis, stellt sich als Furche dar, die sich vom Xiphoid zur Symphysis ossis pubis ausdehnt. Die Linea arcuata, die die untere Grenze des hinteren Blattes der Rectusscheide darstellt, liegt ungefähr in der Mitte zwischen Nabel und Symphysis ossis pubis (Abb. 16).

Muskulatur

Die Muskulatur der vorderen Bauchwand wird in mediale und laterale Gruppen unterteilt.

Die mediale Gruppe der Muskeln

Die mediale Gruppe enthält den Musculus rectus abdominis, der seinen Ursprung von der Crista ossis pubis und der Symphyse nimmt und entlang einer horizontalen Linie, die durch das Xiphoid läuft, an den Rippenknorpeln 5, 6 und 7 ansetzt.

Quere tendinöse Inscriptiones unterteilen den Musculus rectus abdominis unvollständig. Es gibt gewöhnlich drei, je eine in Höhe des Nabels, des Xiphoides und halbwegs zwischen beiden; gelegentlich findet man eine vierte in der Mitte zwischen Nabel und Symphyse. Die oberen drei Inscriptiones stellen Verlängerungen der 8., 9. und 10. Rippen dar und führen die 8., 9. und 10. Intercostalnerven an ihren unteren Rändern [3]. Die Inscriptiones sind fest an der vorderen Rectusscheide adhärent, doch an seiner Rückfläche lassen sie den Muskel frei: wird Flüssigkeit innerhalb der Scheide vor den Muskeln injiziert, dann ist sie durch diese Fixationen begrenzt, tief in den Muskel eingespritzte Flüssigkeit kann sich dagegen frei nach aufwärts und abwärts ausbreiten. Der größere Teil der Rectusscheide wird durch eine Aufteilung der Aponeurose des Musculus obliquus internus in zwei Schichten, die den Muskel einschließen, gebildet. Die Aponeurose des Musculus externus abdominis geht in die anteriore Schicht, die Apo-

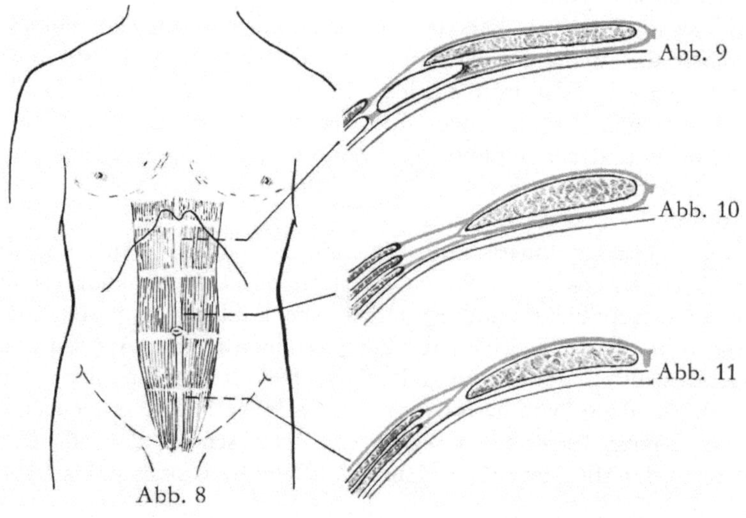

Abb. 8–11

Abb. 8. Die Musculi recti abdominis. Oberhalb des Rippenbogenrandes liegen die Muskeln direkt an den Rippenknorpeln und Intercostalräumen

Abb. 9. Muskelfasern des Musculus transversus abdominis vereinigen sich mit der Aponeurose des Musculus obliquus internus abdominis in der hinteren Wand der Rectusscheide

Abb. 10. Typischer Aufbau der Rectusscheide

Abb. 11. Unterhalb der Linea arcuata ist der Musculus rectus abdominis vom Peritoneum nur durch die Fascia transversalis und das extraperitoneale Fett getrennt

neurose des Musculus transversus abdominis in die posteriore Schicht über. Aber in zwei Regionen folgt der Aufbau nicht diesem Schema, und an diesen Unterschied muß man bei der Ausführung eines Rectus-Blockes denken (S. 54). Im oberen Teil der Scheide ist die Verstärkung der hinteren Wand nicht durchgehend aus straffem fibrösen Gewebe, da hier die fleischigen Fasern des Muskels nicht eher durch Aponeurose ersetzt sind, bis sie medial zum lateralen Rand der Scheide liegen. Im unteren Anteil, caudal einer Linie, allgemein als Mitte zwischen Nabel und Symphyse angegeben, verlaufen die Aponeurosen aller drei lateralen Muskeln vor dem Rectus zur Linea alba, die den einen Musculus rectus abdominis vom anderen trennt. Dieser Übergang ist gewöhnlich abrupt und läßt die Linea arcuata am unteren Rande der posterioren Rectus-Scheidenwand entstehen. Deshalb ist darunter die posteriore Fläche des Muskels in Kontakt mit der Fascia transversalis und dem extraperitonealen Fettgewebe, das ihn vom Peritoneum trennt.

Bei der Durchführung eines Rectus-Blockes wird die straffe anteriore Rectus-Scheide leicht in ihrer ganzen Länge durch ihren Widerstand, den sie der Spitze der Kanüle bietet, identifiziert. Die hintere Wand der Scheide ist auch leicht zu erkennen, aber nur etwa 7 oder 8 cm oberhalb und unterhalb des Nabels: höher oben, wo die Muskelfasern an Stelle der Aponeurose des Musculus transversus abdominis treten, ist der Widerstand geringer und weiter nach abwärts fehlt die hintere Wand (Abb. 9, 10, 11).

Die laterale Gruppe der Muskulatur

Im lateralen Gebiet liegen die Muskeln der Bauchwand in drei Schichten – der Musculus obliquus externus, obliquus internus und transversus abdominis. Alle drei nehmen zum Teil ihren Ursprung von der Crista iliaca – der Musculus obliquus externus abdominis vom äußeren, der Musculus transversus abdominis vom inneren Rand und der Musculus obliquus internus abdominis vom intermediären Bezirk. In jedem Falle erfolgt die Fixation durch Muskelfasern und dehnt sich von der Spina iliaca anterior superior nach rückwärts über die Hälfte bis zwei Drittel der Crista iliaca aus.

Oberhalb der Spina iliaca anterior superior überkreuzen sich die Fasern aller drei Schichten, ob aponeurotisch oder muskulär, in einer Richtung – abwärts und medial.

So gibt es zwei intermuskuläre Räume im anterolateralen Teil der Bauchwand:

1. Zwischen den Musculi obliquus externus und internus abdominis;
2. Zwischen den Musculi obliquus internus und transversus abdominis.

Der Raum zwischen den Musculi obliquus internus und transversus abdominis kann als neurovasculärer Spaltraum bezeichnet werden, da in ihm die Hauptnervenstämme und ihre begleitenden Gefäße nach vorn zur Rectusscheide laufen. Die Zwischenmuskelräume enthalten lockeres, netzförmiges Gewebe, das den Muskeln erlaubt, sich frei aufeinander zu bewegen. Aber im unteren und medialen Abschnitt der Inguinalregion obliteriert die tiefere Schicht durch Verschmelzung der Fasern des Musculus obliquus internus und transversus abdominis dort, wo sie das Dach des Canalis inguinalis bilden. Diese Fasern ziehen in die verbindende Sehne, die an der Crista ossis pubis und dem medialen Teil der Linea pectinea ansetzt, und bilden die hintere Wand des medialen Abschnittes des Canalis inguinalis. Die Fascia transversalis liegt tief unter dem Musculus transversus abdominis. Diese in der Inguinalregion ziemlich dicke Fascie ist durch unterschiedlich lockeres, netzförmiges Gewebe und Fett vom Peritoneum getrennt.

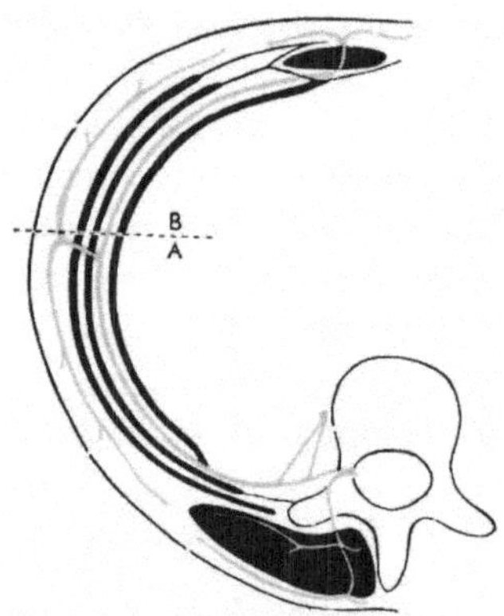

Abb. 12. Diagramm zur Darstellung des Verlaufes eines typischen Intercostalnerven im neurovasculären Raum – A in der Brustwand, B in der Bauchwand

Der Canalis inguinalis

Der Canalis inguinalis ist ein abgeflachter Zugang durch die Bauchwand, der das Samenstrangbündel oder das Ligamentum rotundum enthält. Seine Lage wird durch eine Linie von unmittelbar oberhalb des mittleren Inguinalpunktes zu einem direkt über dem Tuberculum pubicum bestimmt. Beim Erwachsenen ist er ungefähr 4 cm lang. Die untere Grenze oder der Boden des Canalis inguinalis wird vom Ligamentum inguinale gebildet, das die Inhalte von den Femoralgefäßen und des Annulus femoris trennt. Die anteriore Wand des Kanales wird vom Musculus obliquus externus abdominis gebildet und die medialen Dreiviertel seiner Länge sind allein aus dieser Aponeurose zusammengesetzt; aber in seinem lateralen Viertel wird die Wand von Muskelfasern des Musculus obliquus internus abdominis verstärkt, die die Aponeurose vom tiefen Ring und dem oberen Teil des Bündels trennen (Abb. 15).

Im Kanal hat der Ductus spermaticus zwei röhrenförmige Umhüllungen. Die innere, die Fascia spermatica interna, ist eine Fortsetzung der Fascia transversalis, deren Bezeichnung sich dort ändert, wo der Samenstrang am tiefen Ring in den Kanal eintritt. Die äußere, die Fascia cremasterica, ist eine Mischung von Muskulatur und Fascie, die dort vom Musculus obliquus internus abdominis entspringt, wo seine Fasern im Bogen über das Samenstrangbündel im lateralen Teil des Kanales laufen. Wenn der Samenstrang aus dem äußeren Leistenring kommt, um in das Scrotum einzutreten, erhält er eine dritte Umhüllung. Diese, die Fascia spermatica externa, stammt von den sehnigen Fasern des Musculus obliquus internus abdominis, die den Rand des Leistenringes bilden.

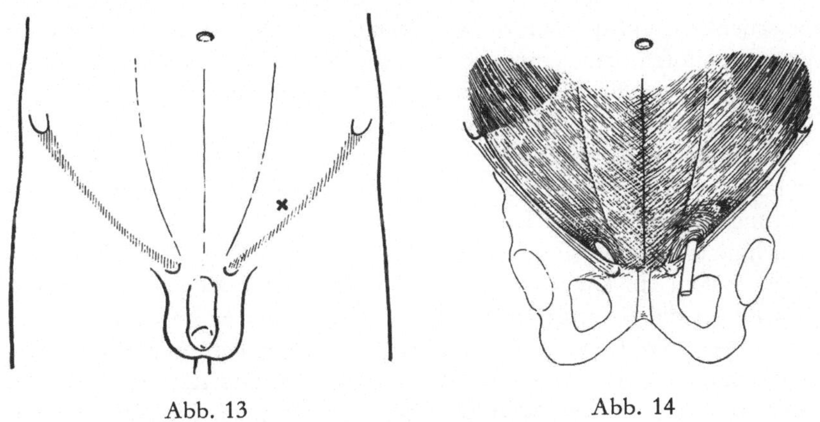

Abb. 13 Abb. 14

Abb. 13. Das Kreuz markiert den mittleren Inguinal-Punkt und den inneren Leistenring

Abb. 14. Der äußere Leistenring ist durch Wegnahme von Haut und Fascie dargestellt worden. Der innere Leistenring ist von der Aponeurose bedeckt

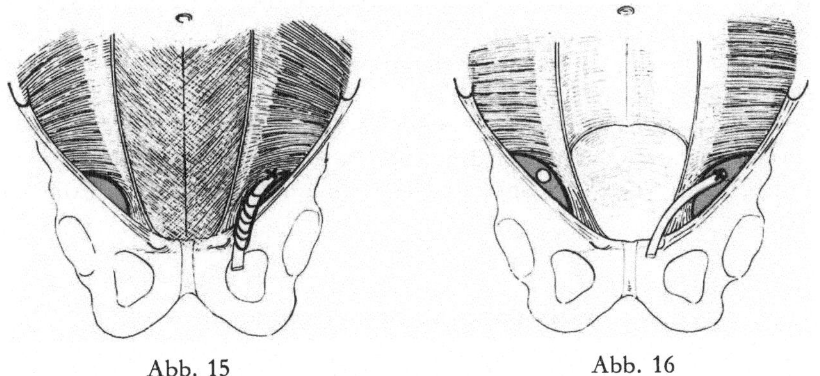

Abb. 15 Abb. 16

Abb. 15. Der Musculus obliquus externus abdominis ist bis zur Linea semilunaris weggenommen worden. Die Schleifen des Musculus cremaster sind angedeutet, wie sie von den Rändern des Musculus obliquus internus abdominis entspringen. In dieser Ebene ist der innere Leistenring von Muskelfasern bedeckt

Abb. 16. Der Musculus obliquus internus abdominis und die Musculi recti abdominis sind zur Darstellung der Linea arcuata der hinteren Wand der Rectus-Scheide entfernt worden. Das Samenstrangbündel wird beim Austritt aus dem inneren Leistenring eingehüllt in die Fascia transversalis gezeigt

Im Leistenkanal liegt der Nervus ilioinguinalis auf der anterioren Fläche des Samenstrangbündels, außerhalb der Fascia cremasterica und tief zur Aponeurose des Musculus obliquus externus abdominis; außerhalb des äußeren Leistenringes liegt der Nerv unmittelbar neben der Fascia spermatica externa, die er bald durchbohrt, um die Haut des inneren Teiles des Oberschenkels und des Scrotums zu versorgen. Der Ramus genitalis des Nervus genitofemoralis tritt in den Kanal durch den inneren Leistenring ein. Er versorgt die Muskelschleifen der Fascia cremasterica und kann einige sensible Fasern vom Scrotum enthalten.

Hoden und Nebenhoden entwickeln sich an der hinteren Bauchwand, und bei ihrem Descensus führen sie ihre Nerven und Blutgefäße von ihrem Ursprungsort mit sich. Da Hoden, Nebenhoden und Samenstrang Splanchnicus-Gewebe sind, stammt ihre nervöse Versorgung vom autonomen System ab. Die Nervenfasern laufen im perivasculären sympathischen Plexus des Samenstrangbündels, ziehen weiter zu den aortalen und renalen Plexus an der rückwärtigen Bauchwand und passieren wahrscheinlich durch die Rami communicantes zu den 10., 11. und 12. thoracalen und 1. lumbalen Nerven, um das Rückenmark zu erreichen. Die Nervenfasern von Niere und Ureter laufen zu den gleichen Rückenmarks-Segmenten. Wenn eine Herniotomie in lokaler Analgesie durchgeführt wird, kann bei Zug am Bruchsack, um seinen Hals zur Unterbindung darzustellen, Schmerz empfunden werden. Der Ursprung dieses Schmerzes ist ungewiß; das parietale Peritoneum wird von somatischen Fasern versorgt, aber der Schmerz kann durch den Zug an sympathischen Fasern im Samenstrangbündel in einer höheren Ebene bedingt sein. Welche Ursache der Schmerz auch hat, er kann durch großzügige Infiltration des inneren Leistenringes und des Inhaltes verhindert werden.

Um die Anatomie in der Region des Tuberculum pubicum darzustellen, ist das Samenstrangbündel in den Abb. 14 und 15 nach lateral gezogen worden. Seine korrekte Lage zum Tuberculum (medial) ist in Abb. 16 gezeigt.

Der paravertebrale Raum

In der Regio thoracalis ist der paravertebrale Raum nach oben und unten von den Köpfen und Hälsen der liegenden Rippen begrenzt (Abb. 17). Jeder Raum hat die Form eines Keiles. Die hintere Wand wird vom Ligamentum costotransversarium superius gebildet, das vom unteren Rand des Processus transversalis darüber zum oberen Rand der Rippe darunter läuft (Abb. 18, 19). Die Basis wird von der postero-lateralen Fläche des Wirbelkörpers und dem Foramen intervertebrale und seinem Inhalt gebildet (Abb. 19).

Der Raum steht nach medial mit dem Extraduralraum durch das Foramen intervertebrale in Verbindung. Nach lateral kommuniziert er in Höhe der Spitzen der Processus transversales mit dem Intercostalraum. Nach antero-lateral ist der paravertebrale Raum durch die parietale Pleura

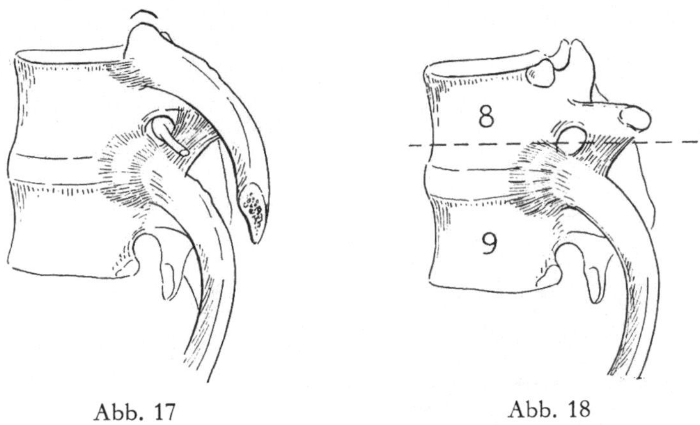

Abb. 17 Abb. 18

Abb. 18. Zeichnung, die die Lage des Schnittes in Abb. 19 zeigt

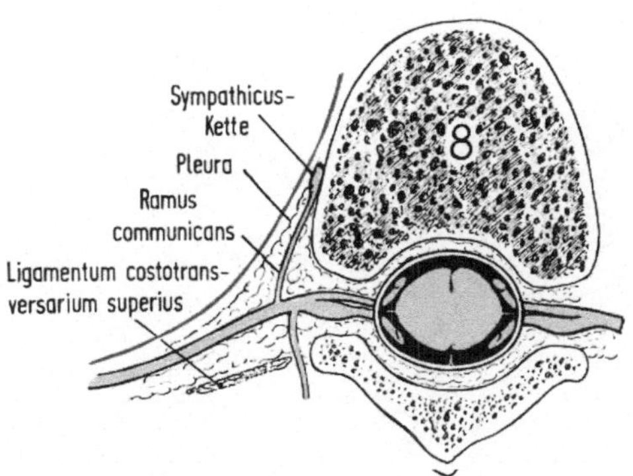

Abb. 19. Der paravertebrale Raum. Der Schnitt ist durch das Foramen intervertebrale zwischen den Köpfen der angrenzenden Rippen gelegt worden – siehe Abb. 18. Die hintere Wand wird vom Ligamentum costotransversarium superius gebildet

begrenzt: und diese ist mit der eng adhärenten Fascia endothoracica so fest an der Innenfläche der Rippen und Wirbelkörper angeheftet, daß jeder einzelne Raum von der direkten Kommunikation über eine anteriore Route, mit seinen Nachbarn darüber und darunter, abgeschlossen ist (Abb. 21, 40, 41). Es gibt auch keine direkte Verbindung über einen posterioren Weg zwischen den Paravertebralräumen. Kopf und Hals einer Rippe sind durch Verbindung von Kapseln und Bändern an den Wirbel so fixiert, daß diese verhindert wird (Abb. 20).

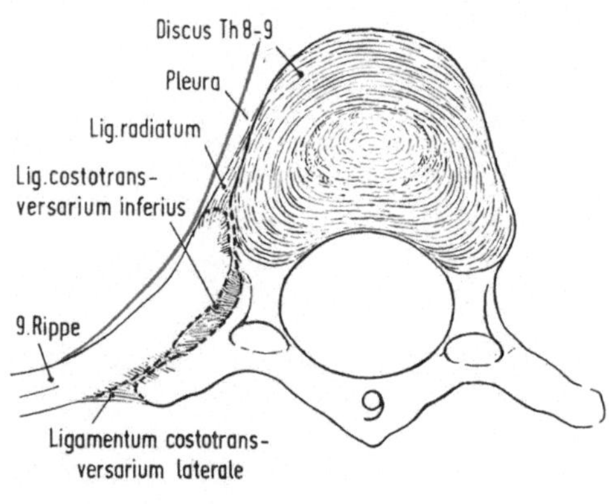

Abb. 20

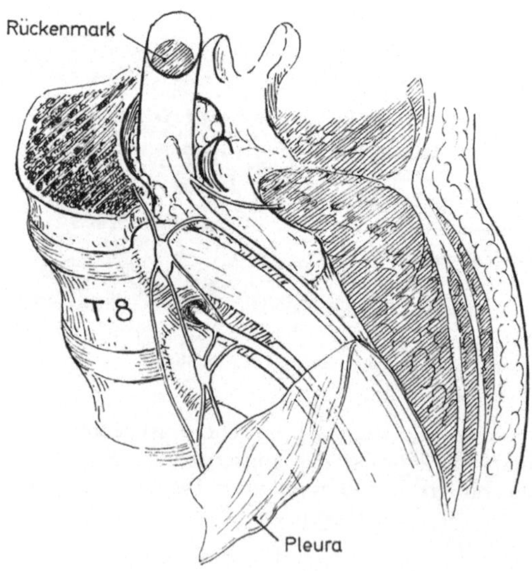

Abb. 21. Der Oberteil des Wirbels ist weggenommen worden, um die Verbindung zwischen extraduralen und paravertebralen Räumen zu zeigen. (Nach MACINTOSH und MUSHIN)

Inhalt des paravertebralen Raumes

Ein thorakaler Paravertebralraum enthält lockeres Fettgewebe, durch das der Intercostalnerv vom Extradural- zum Intercostal-Raum läuft. Sobald der Nerv aus dem Foramen intervertebrale herauskommt, gibt er seinen posterioren primären Ast ab, der die posterioren vertebralen Muskeln und die Haut über ihnen versorgt. Noch während sich der Intercostalnerv innerhalb dieses Raumes befindet, wird er durch die Rami communicantes mit der Sympathicuskette verbunden (Abb. 19).

Das Foramen intervertebrale

Die Präparation eines thoracalen Foramen intervertebrale zeigt, daß es in seiner Größe durch die Gelenkkapsel des Processus articularis des Wirbels, die Kapsel des Costovertebral-Gelenkes, die strahlenförmigen Ligamente, die von den Köpfen der Rippen zum Wirbelkörper laufen und von irregulären Strängen des Ligamentum costotransversarium superius, beeinträchtigt und reduziert ist.

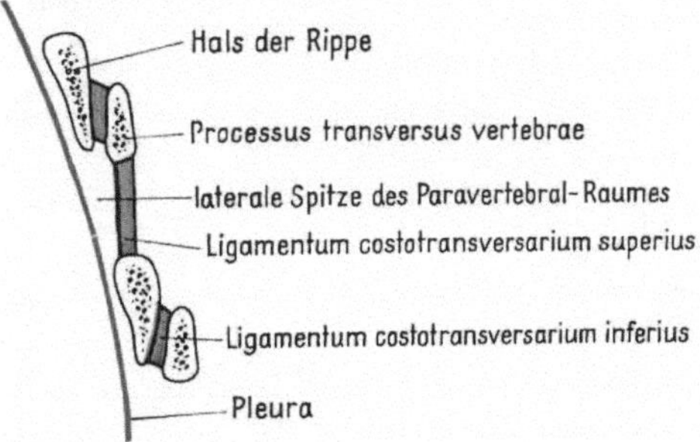

Abb. 22. Die Ligamenta costotransversaria: das Lig. inferius läuft von der Rippe zu seinem entsprechenden Processus transversus, das Lig. superius zum Processus transversus darüber

Diese straffen Bänder wandeln das große knöcherne Foramen in zwei oder mehrere kleinere Öffnungen um: sie können sogar zusammen das Foramen bis auf eine Öffnung für den Durchtritt von Nerven und Gefäßen verschließen (Abb. 26, 28).

Um den Extraduralraum und seine Verbindungen darzustellen, wurde eine große Menge Methylenblau durch den Hiatus sacralis bei einer Leiche injiziert. Reichlich Farbstoff floß durch die Foramina sacralia in das Becken und dann abwärts entlang der Nervi sciatici, aber auch durch die Foramina intervertebralia der Halswirbel entlang der Wurzeln des Plexus brachialis. Der Thorax wurde eröffnet und die Organe entfernt. Man sah dann, daß in der Thoraxregion Farbstoff vom Extraduralraum in die meisten paravertebralen Räume eingedrungen war, doch diese Verteilung war nicht gleichmäßig. Bei der Präparation der Foramina intervertebralia fand man, daß die Menge des Farbstoffes (vergleichsweise Lokalanaesthesie-Lösung), die den paravertebralen Raum erreicht hatte, durch die beschriebene Ein-

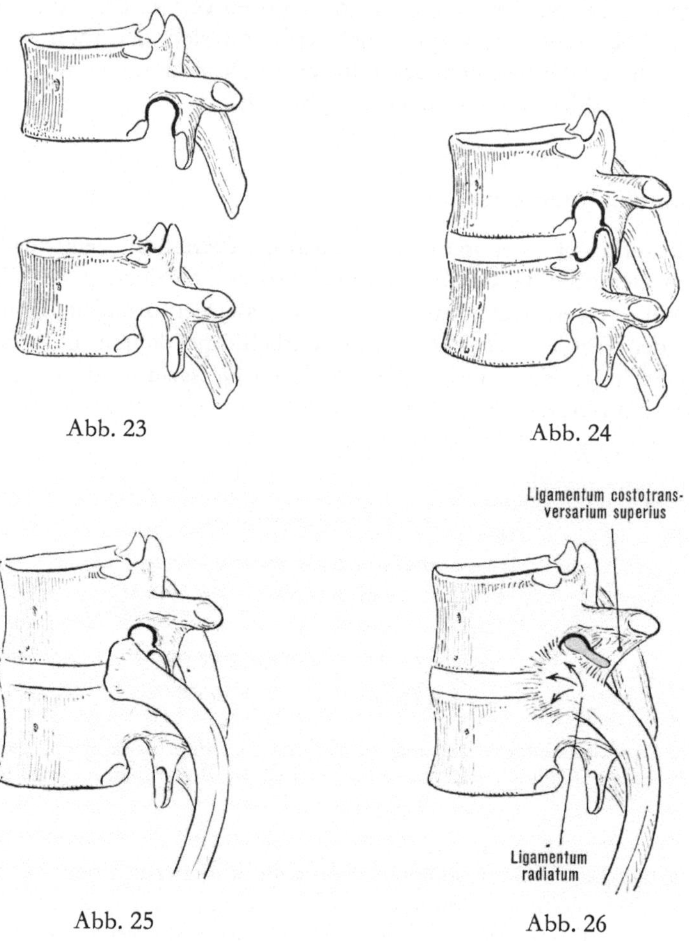

Abb. 23 Abb. 24

Abb. 25 Abb. 26

Abb. 23–26. Aufbau eines thoracalen Foramen intervertebrale

engung des Foramens bestimmt war. War das „ligamentöse" Foramen klein, dann schien das dorsale Wurzel-Ganglion die Öffnung zu verschließen und die freie Verbindung zwischen extraduralem und paravertebralem Raum zu verhindern: hier erreichte in keinem Falle der Farbstoff den paravertebralen Raum.

In den Foramina des gleichen Präparates, die leicht von fibrösen Geweben eingeengt waren, waren der Nerv und die Gefäße locker von Fett umgeben. Hier drang der Farbstoff frei in den paravertebralen Raum ein. Deutlich eingeengte Foramina sind mehr die Ausnahme als die Regel, aber sie können in jeder Höhe gefunden werden.

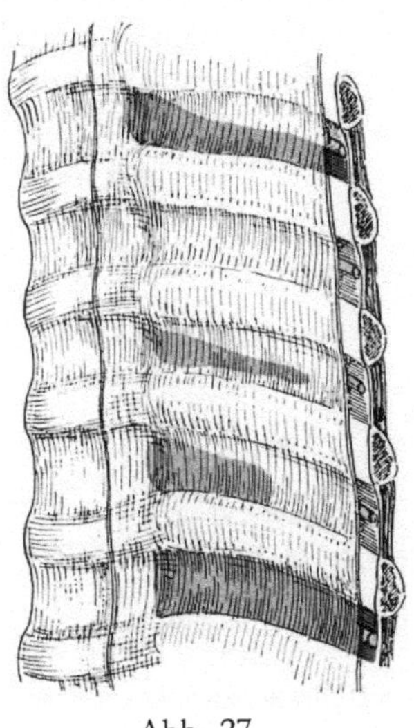

Abb. 27

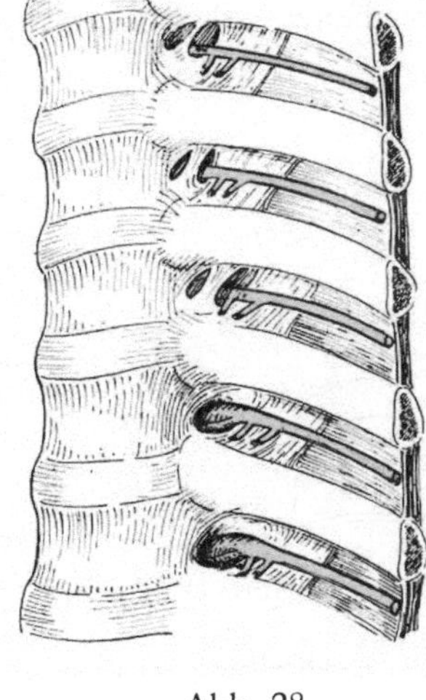

Abb. 28

Abb. 27. Präparat vor Entfernung der Pleura. Achte auf die unregelmäßige Verteilung des Farbstoffes

Abb. 28. Die darunter liegenden ligamentösen Foramina

Die paravertebrale Ausbreitung

Eine Injektion einer Lokalanaesthesie-Lösung in den Paravertebral-Raum erfaßt nicht nur den Nerven für dieses Segment, sondern auch seine Rami communicantes.

Es wurde gezeigt, daß die Ausbreitung von einem Paravertebralraum in den anderen nur über den extraduralen Raum und niemals direkt über den Kopf einer Rippe stattfinden kann [4]. Lösungen, die in einen paravertebralen Raum injiziert wurden, können – und tun es oft – frei durch das Foramen intervertebrale in den Extraduralraum fließen. Von hier bahnt sich ein Überschuß seinen Weg zum kontralateralen paravertebralen Raum oder fließt aufwärts und abwärts im extraduralen Raum und erreicht andere Intercostalnerven. Eine Injektion kann so mehr als einen Spinalnerven erfassen, was zum Teil den erheblichen Erfolg mit dieser Technik erklärt. Sogar bei nicht korrekt liegender Kanüle kann der Nerv schließlich durch

Überfließen in den benachbarten Raum anaesthesiert werden – ein Effekt, der durch die Größe des Foramen intervertebrale und das Volumen der injizierten Lösung bestimmt wird. Sogar eine große Injektion wird sich nur unbedeutend durch ein kleines ligamentöses Foramen ausbreiten.

Einer der Nachteile der Injektion einer Lokalanaesthesie-Lösung in den extraduralen Raum durch den Hiatus sacralis ist die Unsicherheit der Höhe der Anaesthesie, die erreicht werden wird. Das ist auch durch anatomische Gegebenheiten erklärt. Der Extraduralraum, am Foramen magnum ver-

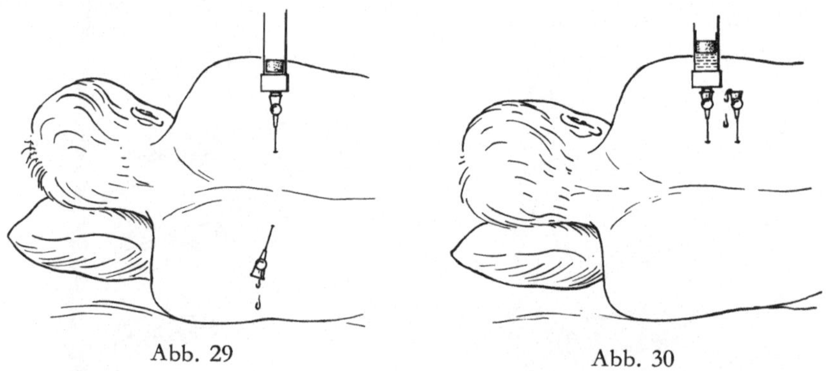

Abb. 29. Ausbreitung der Lösung von einem paravertebralen zum kontralateralen Raum

Abb. 30. Ausbreitung von Lösung von einem paravertebralen Raum zu einem Raum auf der gleichen Seite

(Nach Macintosh und Mushin)

schlossen, hat zwei seitliche Öffnungen – die Foramina intervertebralia – etwa alle 4 cm entlang der Länge seines Verlaufes. Wird ein bestimmtes Volumen Flüssigkeit bei einem Menschen mit großen Foramina injiziert, dann geht durch diese Öffnungen viel verloren und die Nerven in höheren Ebenen bleiben unbeeinflußt. Dagegen fließt wenig Lösung nach lateral in den paravertebralen Raum aus, wenn die Foramina klein sind, und es werden entsprechend höhere Ebenen erreicht.

Nerven der Bauchwand

Die sensible und motorische Nervenversorgung der Bauchwand kommt von den 6 unteren thorakalen und 1. lumbalen Nerven.

Der Intercostal-Nerv

Es wird ein typischer Intercostalnerv – der 8. – beschrieben. Der Nerv verläßt das Foramen intervertebrale, gibt seinen kleinen posterioren, primären

Ast und die Rami communicantes ab und kreuzt den paravertebralen Raum halbwegs zwischen den Hälsen der 8. und 9. Rippe (Abb. 31). Bis zum Winkel der 8. Rippe ist er von der Pleura nur durch Fettgewebe getrennt. Posterior zum Nerv liegen das Ligamentum costotransversarium superius und die Membrana intercostalis posterior, die sich mit ihm kontinuierlich nach lateral fortsetzt (Abb. 36, 38).

Jenseits des Winkels der Rippe liegt der Nerv unmittelbar unter den Gefäßen im Sulcus intercostalis zwischen den Musculi intercostales intimi

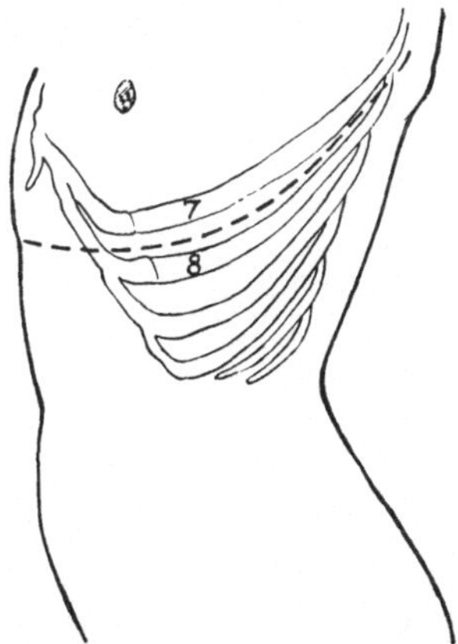

Abb. 31. Die unterbrochene Linie zeigt die Lage des folgenden Schnittes an

und interni bis zur vorderen Axillarlinie. Hier findet sich der Musculus intercostalis intimus nicht mehr, und der Nerv kommt wieder in unmittelbaren Kontakt zur Pleura. Später verläuft er hinter dem Knorpel der 9. Rippe und erscheint in der Bauchwand zwischen den Musculi transversus abdominis und obliquus internus abdominis (Abb. 33). Nach medial setzt er sich zwischen diesen Schichten fort, tritt in die Rectusscheide ein und liegt erst hinter dem Muskel. Bald ändert er abrupt seine Richtung und durchbohrt den Muskel und die vordere Rectusscheide. Schließlich verteilt er sich als Ramus cutaneus anterior über die Haut von der Linea alba bis zur lateralen Grenze des Musculus rectus abdominis.

Rami cutanei laterales

Die unteren 6 thoracalen Nerven und der 1. lumbale Nerv geben ihre Rami cutanei laterales im Bereich der mittleren Axillarlinie ab. Diese liegen in Reihe mit den Nervi cutanei laterales der Brustwand in der höheren Ebene. Sie erscheinen zwischen den Zacken des Musculus serratus anterior oder dem Musculus obliquus externus abdominis entsprechend ihrer Höhe. Der

Ramus cutaneus lateralis des 8. Nerven tritt gewöhnlich zwischen der letzten Zacke des Musculus serratus anterior (der seinen Ursprung von der 8. Rippe nimmt) und der Zacke des Musculus obliquus externus abdominis, der von der 9. Rippe entspringt, heraus. Er läuft dann unter der tiefen Fascie nach abwärts, bevor er sie durchbohrt, um sich in Rami cutanei anteriores und posteriores zu teilen, die horizontal laufen. Der Ramus anterior erstreckt sich bis zum lateralen Rand der Rectusscheide, der Ramus

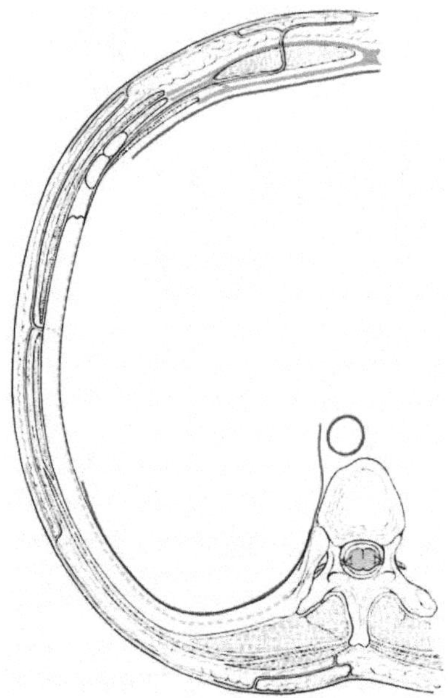

Abb. 32. Ein schräger Schnitt zeigt die 8. Rippe und den 8. Brustwirbel von oben gesehen (s. Abb. 31). In dieser Ebene dehnt sich der Musculus rectus abdominis und seine Scheide tatsächlich von der Mittellinie bis zum Knorpel der 9. Rippe aus (s. Abb. 46). In dieser Zeichnung ist jedoch die vordere Bauchwand in einer tieferen Ebene dargestellt

posterior nach dorsal zur Region über dem Musculus latissimus dorsi bis zum Gebiete des posterioren primären Astes.

Die Rami cutanei laterales des 12. Nervus thoracalis und Nervus hypogastricus unterscheiden sich von einem typischen Intercostalnerven folgendermaßen:

1. sie teilen sich nicht in Rami anteriores und posteriores auf;
2. sie ziehen von der Bauchwand nach abwärts über die Crista iliaca, um die Haut über der Gluteal-Region zu versorgen. Der Nervus ilioinguinalis hat keinen Ramus cutaneus lateralis.

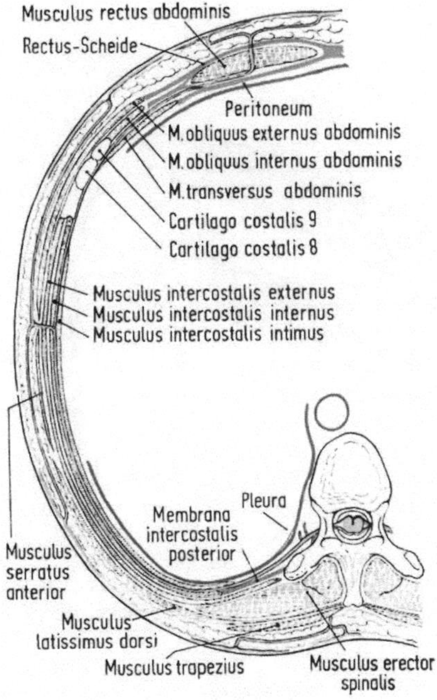

Abb. 33. Die 8. Rippe ist entfernt worden, um den Verlauf des 8. Intercostal-Nerven zu zeigen

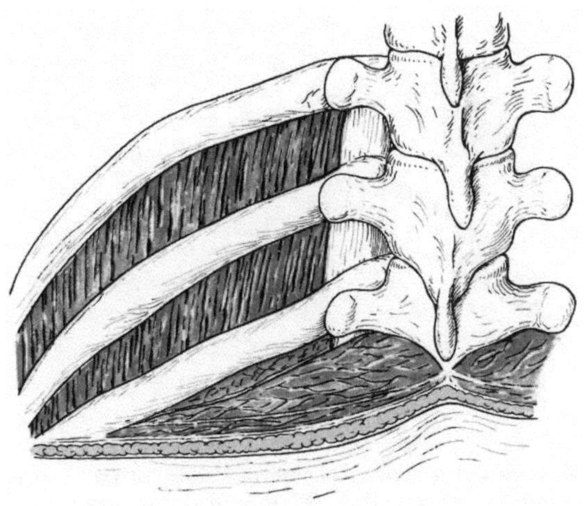

Abb. 34. Der Musculus erector spinalis ist durchschnitten worden, um den hinteren Zugang zu einem Intercostalnerven darzustellen

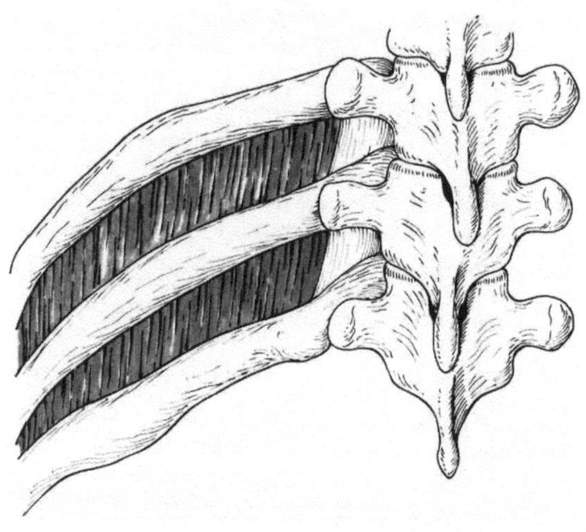

Abb. 35. Der Musculus intercostalis externus. Das Ligamentum costotransversarium superius, medial von ihm gesehen, liegt in einer mehr anterioren Ebene (s. Abb. 36)

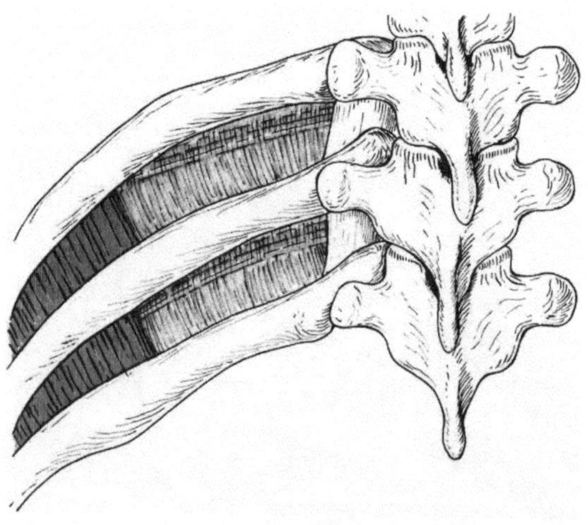

Abb. 36. Der Musculus intercostalis externus ist entfernt worden, um den Musculus intercostalis internus und die Membrana intercostalis posterior, mit der er in Kontinuität ist, zu zeigen. Nach medial ist die Membrana intercostalis posterior in Fortsetzung mit dem Ligamentum costotransversarium superius. Der Nervus intercostalis und die Gefäße können durch die Membran gesehen werden

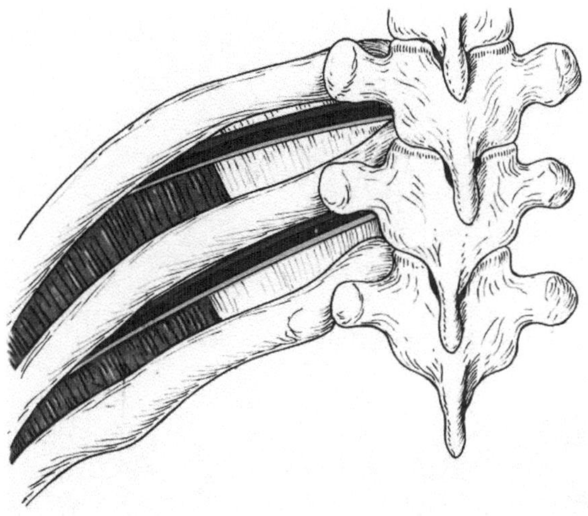

Abb. 37. Der Musculus intercostalis internus, die Membrana intercostalis posterior und das Ligamentum costotransversarium superius sind entfernt worden. Der Nervus intercostalis und die Gefäße liegen auf der Pleura, aber weiter nach lateral sind sie von ihr durch den Musculus intercostalis intimus getrennt

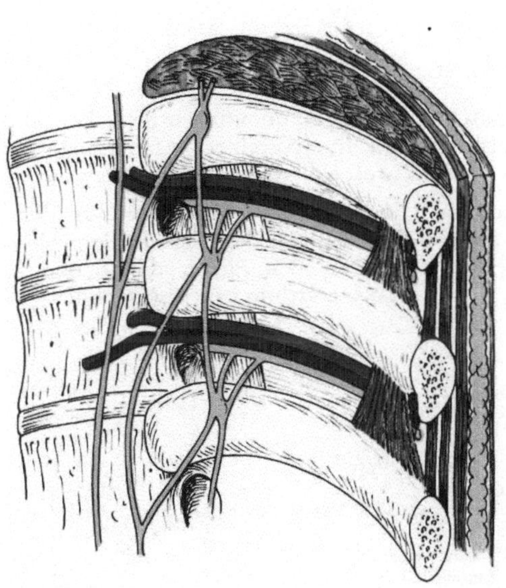

Abb. 38. Das mediale Ende eines Intercostal-Raumes von vorn nach Entfernung der Pleura

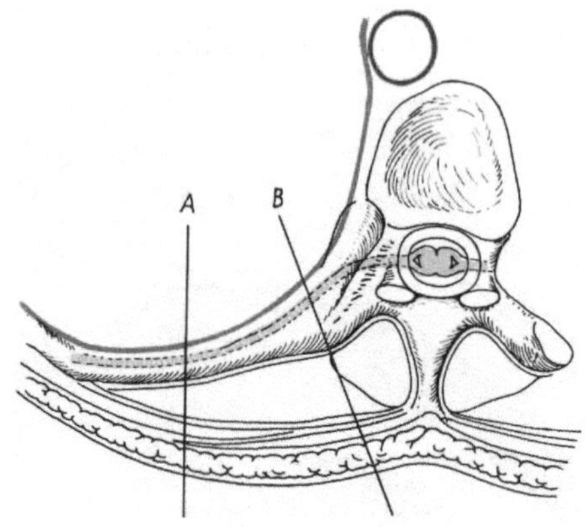

Abb. 39. Schnittführung in den Abb. 40, 41

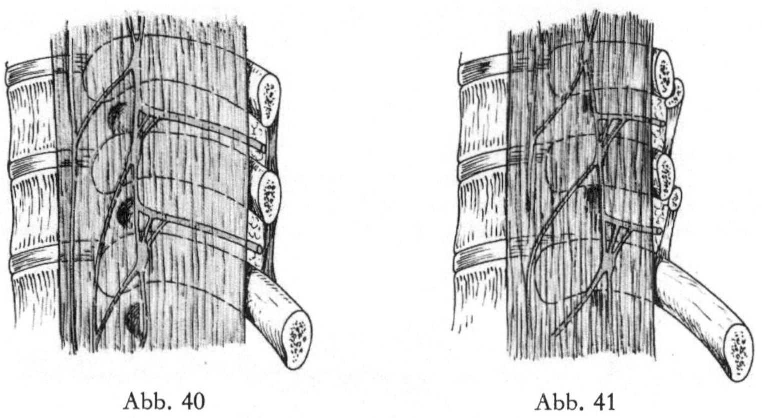

Abb. 40 Abb. 41

Abb. 40. Schnitt durch A in Abb. 39 unmittelbar medial des Rippenwinkels. Von vorn nach rückwärts – Pleura, Intercostalnerv, Membrana intercostalis posterior und Musculus intercostalis externus

Abb. 41. Schnitt durch B in Abb. 39 an dem Punkt, an dem das Tuberculum costae mit der Spitze des Processus transversus articuliert. Hier liegt der Nerv in netzförmigem Gewebe zwischen der Pleura davor und dem Ligamentum costotransversarium superius dahinter

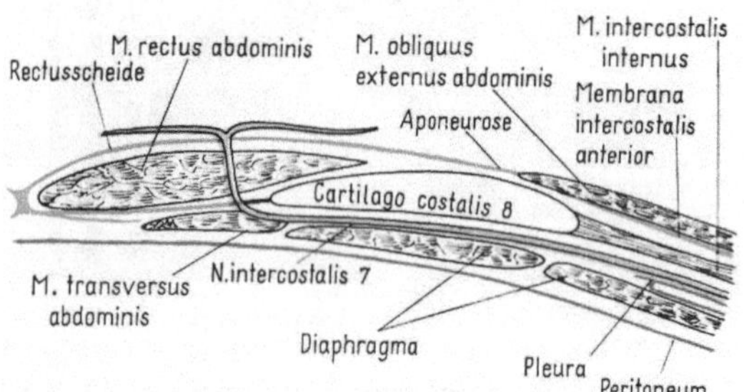

Abb. 42. Der Verlauf des 7. Nervus intercostalis beim Erreichen der vorderen Bauchwand

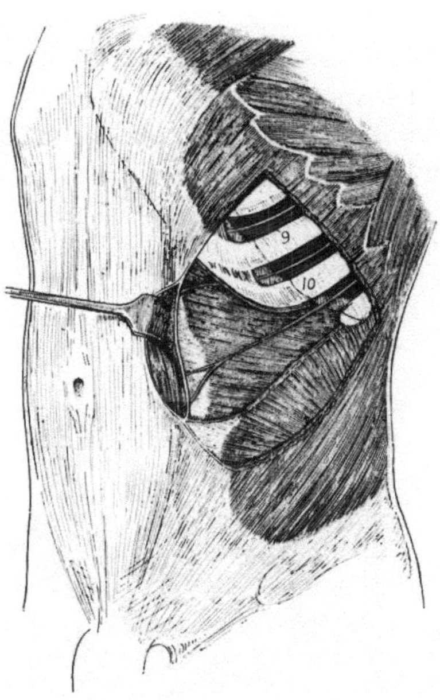

Abb. 43. Ein Fenster ist durch den Musculus obliquus externus abdominis und obliquus internus abdominis geschnitten, um den 9. und 10. Nervus thoracalis zu zeigen, wie sie nacheinander auf Pleura, Zwerchfell und Musculus transversus abdominis liegen

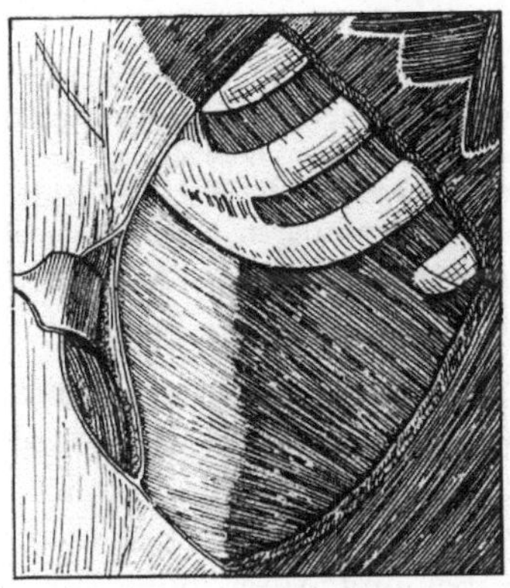

Abb. 44. Ein Fenster ist durch den Musculus obliquus externus abdominis geschnitten worden. In den offenen Intercostalräumen setzt sich der Musculus obliquus internus abdominis in die Musculi intercostales interni fort

Der Nervus thoracalis 12

Am lateralen Rand des Musculus quadratus lumborum durchbohrt der Nervus thoracalis 12 die Aponeurose des Musculus transversus abdominis und erreicht so die neurovasculäre Schicht zwischen dem Musculus transversus abdominis und Musculus obliquus internus abdominis. Er setzt seinen Weg abwärts und vorwärts zur mittleren Axillarlinie fort, wo er den Ramus cutaneus lateralis abgibt. Der Hauptstamm des Nerven zieht in der

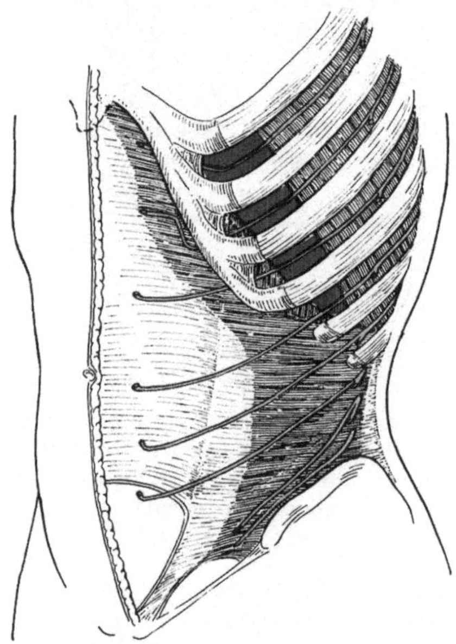

Abb. 45. Die tiefe Wand der neurovasculären Schicht wird vom Musculus transversus abdominis gebildet. Die Nervi iliohypogastricus und ilioinguinalis verlassen diese Schicht in der Region der Spina iliaca anterior superior. Der Nervus subcostalis ist der unterste, der die Rectusscheide durchdringt. Die Nervi cutanei laterales werden in der mittleren Axillarlinie abgegeben. Der Nervus ilioinguinalis hat keinen Ramus cutaneus lateralis. (Folge weiter zu Abb. 46)

neurovasculären Schicht weiter nach vorn, um die Bauchmuskulatur zu versorgen. Gewöhnlich verläuft er hinter dem Musculus rectus abdominis wie die anderen Intercostalnerven, aber gelegentlich läuft er auch vor dem Muskel und durchbohrt die vordere Wand der Rectusscheide, um die Haut zur Hälfte zwischen Nabel und Mons pubis zu versorgen. Er ist der unterste Nerv, der in die Rectusscheide eintritt, doch zur nervösen Versorgung der Haut im unteren Teil der suprapubischen Region trägt der 1. Nervus lumbalis bei.

Der Ramus cutaneus lateralis durchbohrt die Musculi obliquus internus und externus abdominis, um das Subcutangewebe zu erreichen. Im Gegensatz zum Ramus cutaneus lateralis eines typischen Intercostalnerven teilt sich dieser nicht in anteriore und posteriore Äste auf. Er zieht als einzelner Ast nach abwärts und kreuzt die Crista iliaca zwei Finger breit hinter der Spina iliaca anterior superior, um den anterioren Teil der Glutealregion bis zum Trochanter major zu versorgen (Abb. 47, 48).

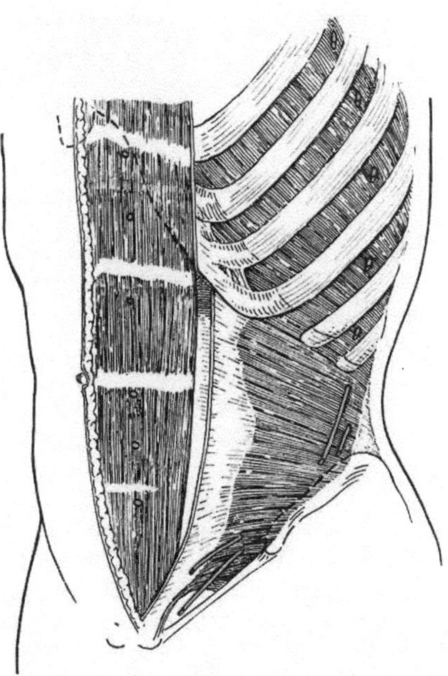

Abb. 46. Die oberflächliche Wand der neurovasculären Schicht wird vom Musculus obliquus internus abdominis gebildet, die hier perforiert von den Nervi iliohypogastricus und ilioinguinalis unmittelbar vor der Spina iliaca anterior superior zu sehen ist. Die terminalen Äste der unteren Intercostalnerven werden beim Durchtritt durch den Musculus rectus abdominis gezeigt. Die Rami cutanei laterales der Nervi thoracalis 12 und iliohypogastricus laufen abwärts zur Crista iliaca. (Folge weiter zu Abb. 47)

Der Nervus lumbalis 1

Nachdem dieser Nerv aus seinem Foramen intervertebrale herausgekommen ist, tritt er sofort in den Musculus psoas ein, wo er oft einen Ramus communicans vom Nervus thoracicus 12 erhält. Er erscheint am lateralen Rand des Musculus psoas und setzt sich nach lateral vor dem Musculus quadratus lumborum fort. Hier teilt er sich gewöhnlich in die Nervi iliohypogastricus und ilioinguinalis. Diese Äste perforieren den hinteren Teil des Musculus transversus abdominis, erreichen so die neurovasculäre Schicht und verlaufen hier in die Flanke der vorderen Bauchwand.

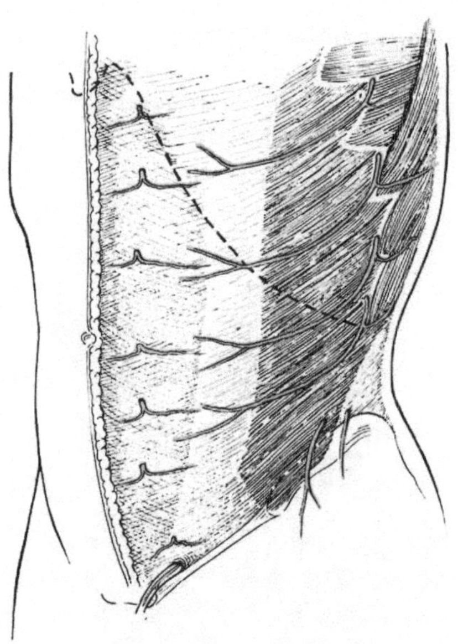

Abb. 47. Die terminalen Äste der Nerven an der vorderen Bauchwand. Der Nervus thoracicus 12 ist der unterste in der Rectusscheide. Der Nervus iliohypogastricus ist zu sehen, wie er die Aponeurose des Musculus obliquus externus unmittelbar oberhalb des äußeren Leistenringes durchbohrt. Der Nervus ilioinguinalis kommt vom äußeren Leistenring heraus und durchbohrt die Fascia spermatica externa. Die Rami cutanei laterales der Intercostalnerven durchbohren die tiefe Fascie in der mittleren Axillarlinie und teilen sich in Rami cutenei anteriores und posteriores auf, die horizontal verlaufen. Die Rami cutanei laterales der Nervi subcostalis und iliohypogastricus laufen über die Crista iliaca*. (Vgl. Abb. 45 u. 46)

Der Nervus iliohypogastricus (L 1)

Wo der Nervus iliohypogastricus rund um die Flanke in der neurovasculären Schicht zieht, liegt er knapp einen Finger breit oberhalb der Crista iliaca. An diesem Punkte ungefähr einen Finger breit vor und leicht oberhalb der Spina iliaca anterior superior durchbohrt der Nerv den Musculus obliquus internus abdominis und kommt tief zur Aponeurose des Musculus obliquus externus abdominis zu liegen. Er setzt sich abwärts und vorwärts

---

* In diesem Präparat zieht der Musculus serratus anterior bis herunter zur 9. Rippe, und der Musculus latissimus dorsi dehnt sich nicht höher als bis zur 10. aus.

ungefähr einen Finger breit oberhalb und parallel zum Ligamentum inguinale fort; er liegt dann in einer höheren Ebene und tritt nicht in den Canalis inguinalis ein. Der Nervus iliohypogastricus nimmt an der Innervation der drei lateralen Muskeln der Bauchwand teil, aber nicht beim Musculus rectus abdominis. Der Nerv endigt, indem er die Aponeurose des Musculus obliquus externus abdominis ungefähr einen Finger breit oberhalb des äußeren Leistenringes durchdringt, um die Haut im unteren Teil der suprapubischen Region zu versorgen.

In der mittleren Axillarlinie gibt der Nerv seinen Ramus cutaneus lateralis ab, der die Musculi obliquus internus und externus abdominis durchbohrt und die Crista iliaca im Subcutangewebe zwei Finger breit hinter dem Ramus cutaneus lateralis des Nervus thoracicus 12 kreuzt. Von hier zieht er als einzelner Stamm nach abwärts, um den oberen Teil der lateralen Seite der Glutalregion zu versorgen (Abb. 47, 48).

Der Nervus ilioinguinalis (L 1)

Der Nervus ilioinguinalis folgt dem Verlaufe des Nervus iliohypogastricus, aber in einer etwas niederen Ebene, noch näher zur Crista iliaca (Abb. 45). Im Gegensatz zum Nervus iliohypogastricus gibt er keinen Ramus cutaneus lateralis ab.

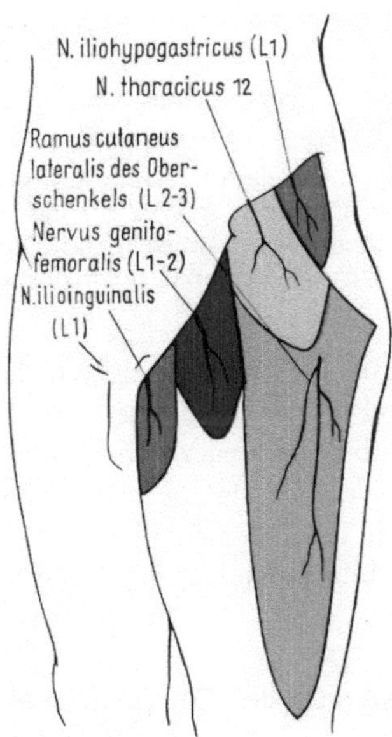

Abb. 48. Ungefähre Hautareale, die von den angeführten Nerven versorgt werden

An einem Punkte, ungefähr einen Finger breit vor und leicht unter der Spina iliaca anterior superior durchbohrt der Nerv den Musculus obliquus internus abdominis und kommt unmittelbar tief zur Aponeurose des Musculus obliquus externus abdominis zu liegen. Indem er sich in dieser Schicht fortsetzt, zieht er vor dem freien anterioren Rand des Musculus obliquus internus abdominis, dort, wo der Muskel bogenförmig aufwärts und vorwärts über das Samenstrangbündel im Canalis inguinalis zieht. So

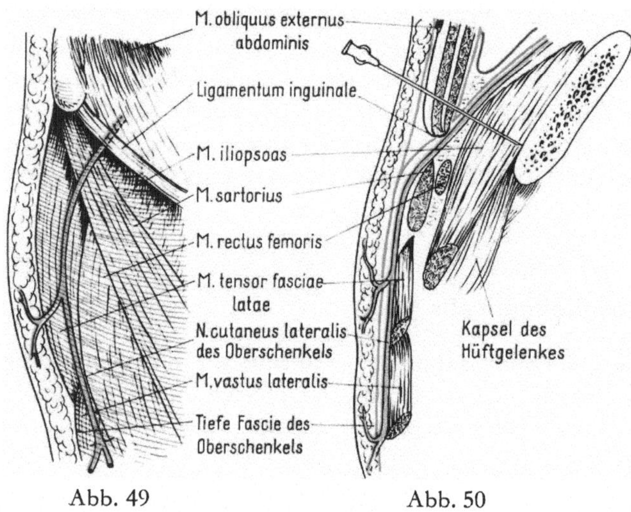

Abb. 49. Der Nervus cutaneus lateralis des Oberschenkels verläuft tief zum Ligamentum inguinale

Abb. 50. Ein schräger Schnitt, der dem Verlaufe des Nerven folgt. Eine Kanüle, die direkt rückwärts einen Finger breit sowohl medial wie unter der Spina iliaca anterior superior eingestochen wird, kreuzt den Weg des Nerven: und das darunter liegende Os ilium dient als Leitpunkt, wenn der Nerv blockiert werden soll

tritt der Nerv in den Canalis inguinalis an der vorderen Fläche des Samenstrangbündels oberflächlich zu seinen Hüllen ein. Die Fasern des Nervus ilioinguinalis sind innerhalb des Kanales rein sensibel. Am äußeren Leistenring durchbohrt der Nerv die Fascia spermatica externa und versorgt die Haut an der medialen Seite des Oberschenkels und der anliegenden Fläche des Scrotums oder des Labium majus pudendi (Abb. 47, 48).

Der Nervus cutaneus lateralis des Oberschenkels (L 2, 3)

Der Verlauf dieses Nerven ist deshalb beschrieben worden, da er blockiert werden muß, wenn Streifen der Fascia lata zum Verschluß einer Hernia inguinalis entnommen werden müssen. Der Nerv wird im Musculus psoas durch Vereinigung von Fasern des 2. und 3. Nervus lumbalis gebildet. Er tritt am lateralen Rande dieses Muskels heraus und läuft nach vorn und lateral auf dem Musculus iliacus zur Spina iliaca anterior superior. Er tritt in den Oberschenkel unter dem Ligamentum inguinale einen Finger breit medial und unterhalb der Spina ein. Er setzt sich nach abwärts unter der tiefen Fascie des Oberschenkels um etwa eine Handbreit fort; dann teilt er sich in Rami anterior und posterior auf, die die Haut des antero-lateralen Teiles des Oberschenkels vom Trochanter major bis zum Kniegelenk versorgen.

Der Nervus genitofemoralis (L 1, 2)

Dieser Nerv führt sowohl motorische als auch sensible Fasern zur Regio inguinalis. Er wird aus zwei Komponenten des Nervus lumbalis 1 und 2 gebildet, die sich gewöhnlich im Musculus psoas vereinigen. Der Nervenstamm dringt durch die anteriore Fläche des Muskels und seiner Fascie und teilt sich kurz danach in seinen Ramus genitalis (meist voll motorisch) und femoralis (sensibel) auf. Die zwei Äste, jetzt im retroperitonealen Gewebe, begleiten die Arteria iliaca externa in der Fossa iliaca und setzen sich abwärts auf dem Musculus psoas zum inneren Leistenring fort.

Der Ramus genitalis tritt durch den inneren Leistenring in den Canalis inguinalis ein. Er versorgt den Musculus cremaster und gibt einige sensible Fasern zu der Haut des Scrotums oder des Labium majus pudendi ab. Der Ramus femoralis verläuft unter dem Ligamentum inguinale im gleichen Fach wie die Arteria femoralis und kommt so zum Oberschenkel, wo er die Haut der Regio subinguinalis im oberen Teil des Trigonum femorale versorgt.

Die vorausgegangenen Beschreibungen entsprechen der typischen Anatomie. Man muß jedoch daran denken, daß der von Ästen eines bestimmten Nervus thoracalis versorgte Hautbezirk zum Teil auch von den Nerven darüber und darunter innerviert wird. In der Regio inguinalis besteht häufig ein Austausch von Fasern zwischen den Nervi iliohypogastricus, ilioinguinalis, lateralis femoris cutaneus und genitofemoralis mit dem Ergebnis, daß das Gebiet, das jeder versorgt, Variationen unterworfen ist. Der Weg der Fasern mag variieren, aber die segmentale Verteilung ändert sich nicht.

Literatur

[1] Reclus, P.: L'Anesthésie Localisée par le Cocaine, Paris, S. 179 (1903).
[2] White, J. C., and R. H. Smethwick: The Autonomic Nervous System, New York, S. 142 (1942).
[3] Lancet **1**, 132 (1946).
[4] Macintosh, R. R., and W. W. Mushin: Anaesthesia **2**, 100 (1947).

III. Techniken

Ein Intercostalnerv kann an jedem Punkte seines Verlaufes blockiert werden, aber acht der häufigeren Stellen sind unten aufgeführt und in Abb. 51 illustriert.

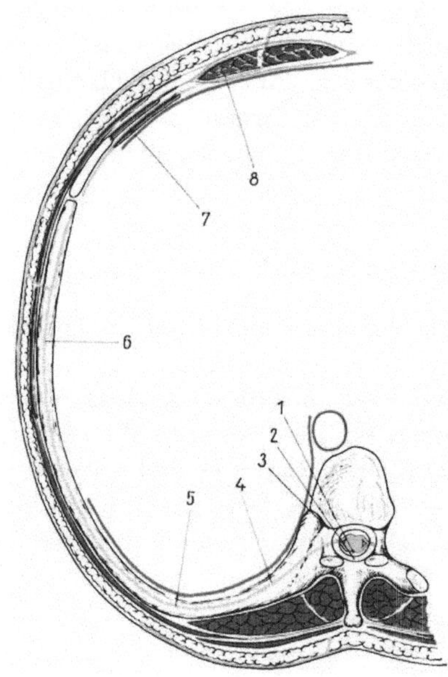

Abb. 51. 1. Spinal. 2. Extradural. 3. Paravertebral. 4. Paravertebral, intercostal. 5. Rippenwinkel, intercostal. 6. Mittlere Axillarlinie, intercostal. 7. Abdominell, intermuskulär. 8. Vordere Bauchwand (Rectus-Blockade)

Die ersten beiden Methoden werden weggelassen, da sie nicht in den Rahmen dieses Buches fallen. Die anderen jedoch werden im Einzelnen beschrieben und die Techniken der Injektion von Nerven im Gebiet der Crista iliaca, des Plexus coeliacus und der lumbalen Sympathicus-Kette werden hinzugefügt.

Paravertebrale Blockade

Diese Technik wurde zuerst von Kappis [1] im Jahre 1912 empfohlen. In der gleichen Arbeit berichtet er, daß bei einer Injektion in das Gebiet des

Foramen intervertebrale die Lösung sich zum Extraduralraum hin ausbreiten kann.

Die Kanüle passiert die Haut, den Musculus trapezius (und den Musculus latissimus dorsi in den unteren sechs Räumen), die Musculi erectores spinalis und das Ligamentum costotransversarium superius.

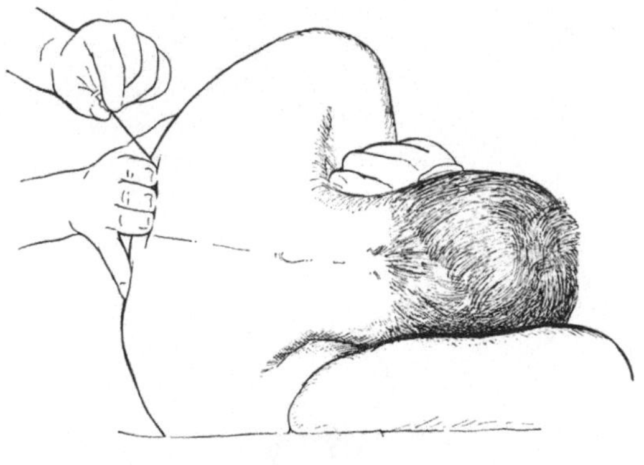

Abb. 52

Lagerung

Seitlich oder halb vornüber geneigt (Abb. 52).

Technik

Eine 10 cm lange Kanüle wird drei Finger breit von der Mittellinie entfernt in einem Winkel von 45 Grad zur Haut eingeführt. Beim weiteren Vordringen trifft die Kanüle entweder auf die Rippe (Abb. 53) oder geht durch den Intercostalraum weiter hindurch, bis sie vom Wirbelkörper im eigentlichen paravertebralen Raum aufgehalten wird (Abb. 54 u. 55). Im allgemeinen kann man leicht unterscheiden, ob der berührte Knochen Rippe oder Wirbelkörper ist; die Rippe liegt mehr oberflächlich und vermittelt über die Kanüle ein Gefühl von Elastizität im Gegensatz zur Härte des Wirbelkörpers. Wurde die Kanüle durch die Rippe aufgehalten, so muß sie leicht zurückgezogen werden, um nach Korrektur entweder ober- oder unterhalb des Hindernisses zu passieren (Abb. 56, A u. B).

Nach Erreichen des Wirbels wird die Kanüle 1 oder 2 mm zurückgezogen, damit ihre Spitze außerhalb des Ligamentes oder Periostes liegt. Flüssigkeit kann jetzt leicht in den paravertebralen Raum injiziert werden, 5 ml der Lösung werden, ohne die Kanüle zu bewegen, deponiert und weitere 5 ml, während die Kanüle langsam um 1 cm zurückgezogen wird.

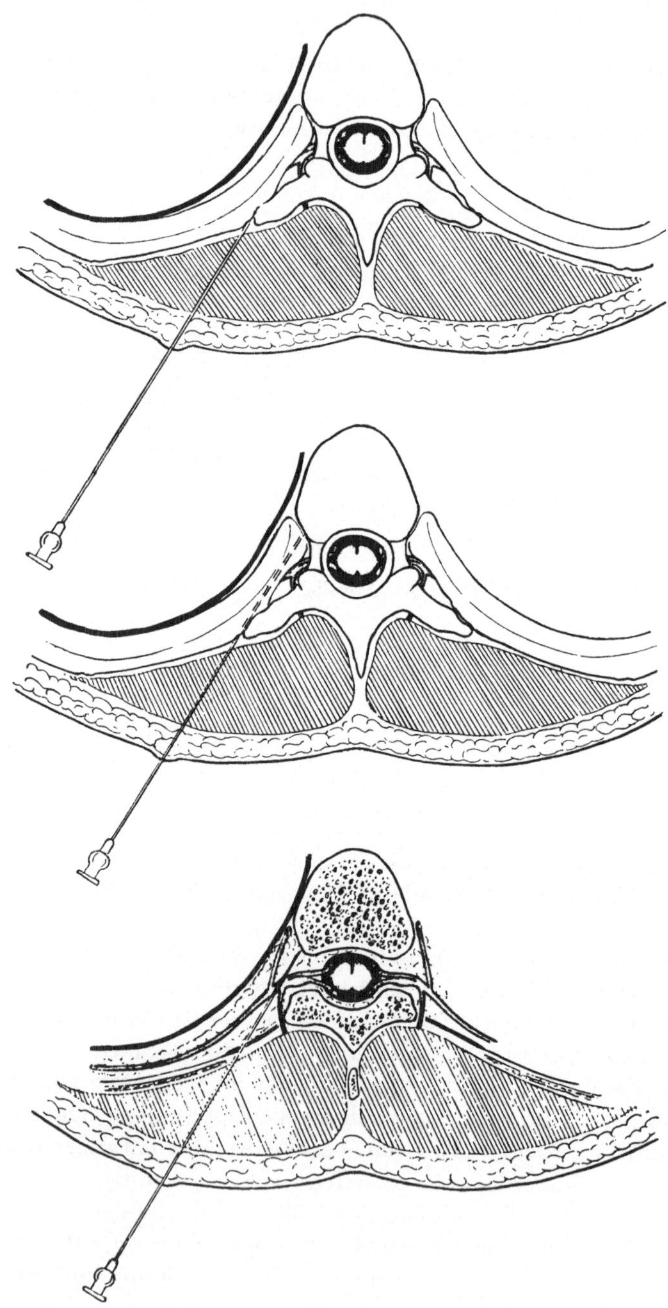

Abb. 53–55

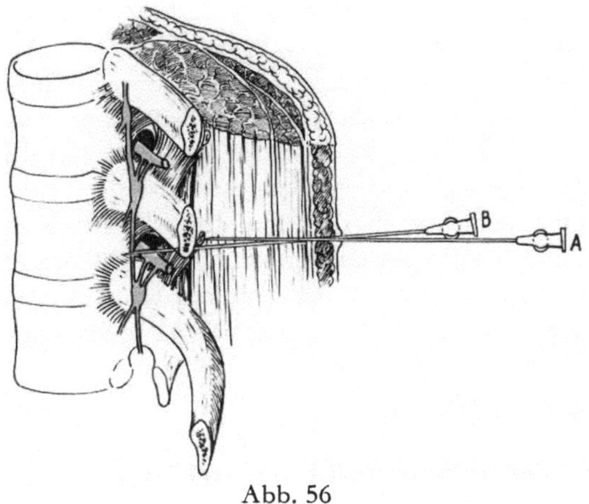

Abb. 56

Besondere Gefahr

Bei dieser Technik kommt die Spitze der Kanüle nahe dem Foramen intervertebrale zu liegen. Eine leichte Änderung des Einstichwinkels der Kanüle kann bedingen, daß die Spitze durch das Foramen geht und in den Duralsack eindringt (Abb. 57). Diese nicht seltene Komplikation wird durch Austropfen von Liquor cerebrospinalis erkannt.

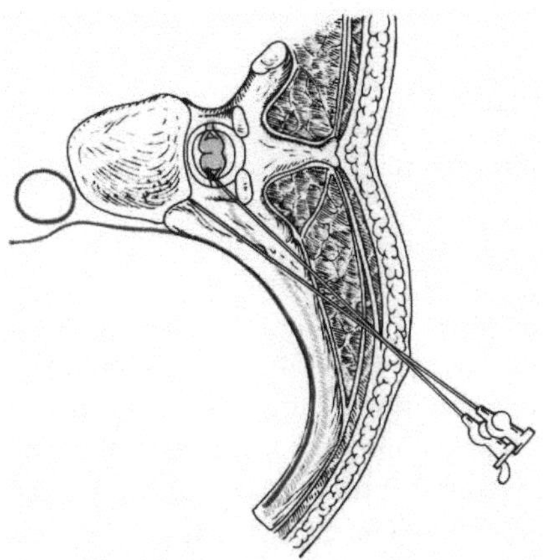

Abb. 57. Medial zum Tuberculum biegt der Hals der Rippe nach vorn um, die Pleura fest an seiner anterioren Fläche fixiert, so daß eine Punktion der Pleura unwahrscheinlich ist. (Abb. 54)

Allgemeine Überlegungen

Um die Zahl der Hautpunktionen zu verringern, braucht nur in jeden zweiten Raum injiziert zu werden. Es wird eine so große Menge (10 ml) eingespritzt, daß der Überfluß die angrenzenden Räume erreichen kann.

Der Blutdruckabfall nach einem ausgedehnten paravertebralen Block entspricht dem nach einer spinalen Analgesie.

In der Lumbalregion ist die Technik ähnlich. Die Kanüle wird drei Finger breit lateral des Processus spinosi der entsprechenden Wirbel eingestochen. Die Spitze geht unter dem unteren Rand des Processus transversus vorbei, um den Wirbelkörper oder Discus intervertebralis unmittelbar vor dem Foramen intervertebrale zu erreichen.

Paravertebrale Intercostal-Blockade

Dieser Zugang zum Paravertebralraum wurde zuerst von Sellheim [2] 1906 angegeben. Die Technik wurde 1911 von Läwen [3] und wieder von Adam [4] 1915 modifiziert. Die Kanüle geht durch die Haut, Musculi trapezius, latissimus dorsi, erector spinalis, intercostalis externus und Membrana intercostalis posterior.

Der Nerv wird in Höhe der Articulation von Rippe und Spitze des Processus transversus erreicht. Die Spitze der Kanüle liegt, obwohl gut lateral zum Wirbelkörper, gerade innerhalb des Paravertebral-Raumes: die Ausbreitung der hier deponierten Flüssigkeit wird die gleiche sein, als wenn die Injektion mehr medialwärts vorgenommen würde.

Lagerung des Patienten

Seitlich oder halb vornübergeneigt (Abb. 58).

Technik (Abb. 59–66)

Eine 7 cm lange Kanüle mit einer daran angebrachten Gummimarke wird im rechten Winkel zur Haut zwei Finger breit vom Processus spinosus entfernt eingestochen. Die Kanüle wird vorgeschoben bis ihre Spitze auf Knochen trifft, der entweder Rippe oder Spitze des Processus transversus sein kann. Darunter, in einer Tiefe von knapp 1 cm (um die Dicke der Rippe in Anschlag zu bringen) liegt der Nerv. Die Gummimarke wird 0,5 bis 1 cm von der Haut entfernt gesetzt. Die Kanüle wird leicht zurückgezogen und neu entweder aufwärts oder abwärts gerichtet, um über oder unter der Rippe vorbeizugehen. Hat die Marke die Haut erreicht (Abb. 62),

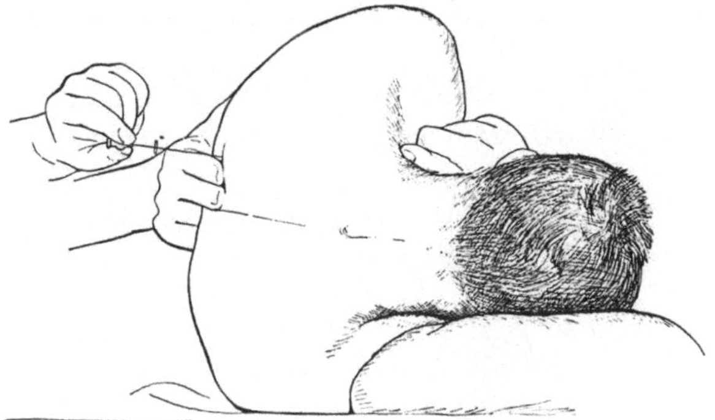

Abb. 58

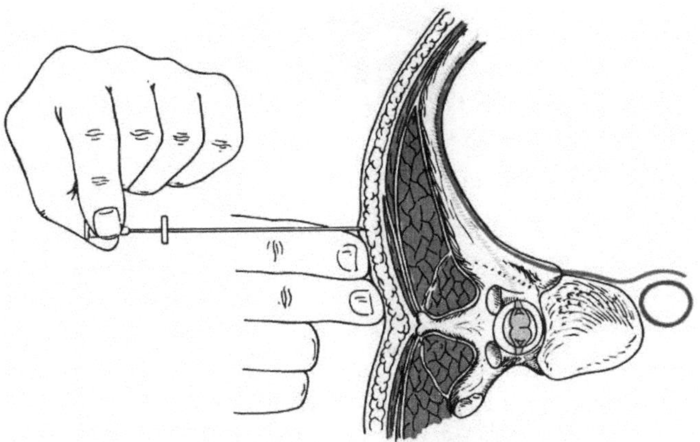

Abb. 59

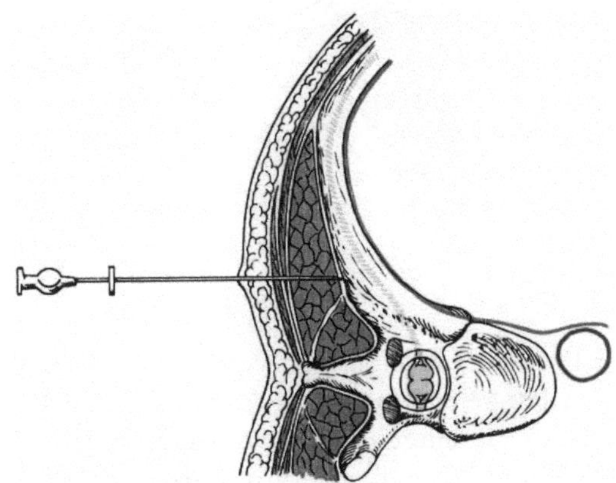

Abb. 60

dann liegt die Spitze der Kanüle in der lateralen Begrenzung des Paravertebralraumes.

5 ml der Lösung werden ohne Bewegung der Kanüle deponiert, und die verbleibenden 5 ml werden injiziert, während die Kanüle um 1 cm zurück-

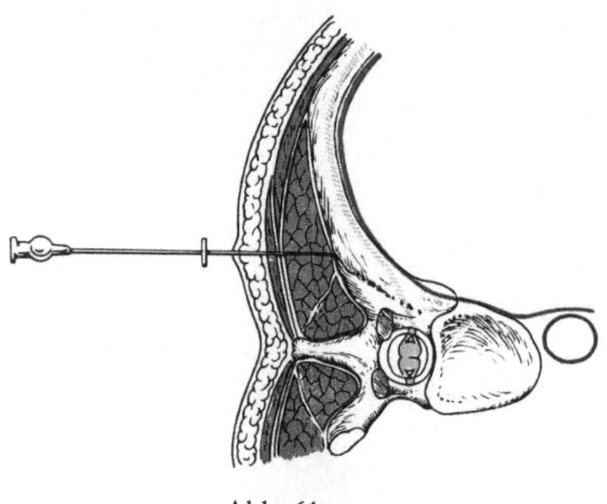

Abb. 61

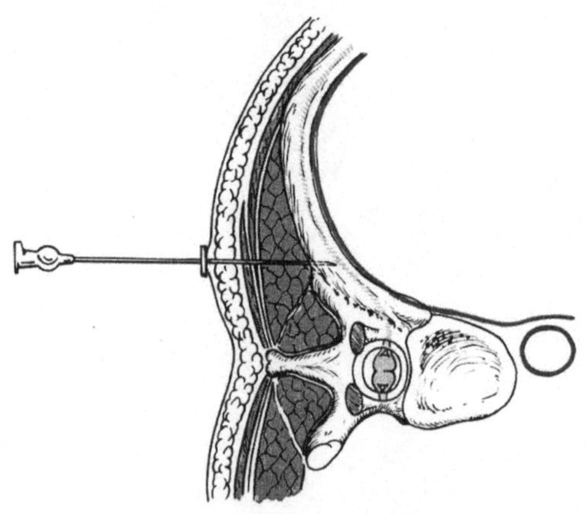

Abb. 62

gezogen wird. Sollen mehrere Nerven blockiert werden, dann spart man Zeit, wenn Kanülen gleicher Länge benutzt und diese direkt in die benachbarten Räume in die gleiche Tiefe eingestochen werden. In der Lumbalregion muß die größere Dicke der Musculi erectores spinalis berücksichtigt werden.

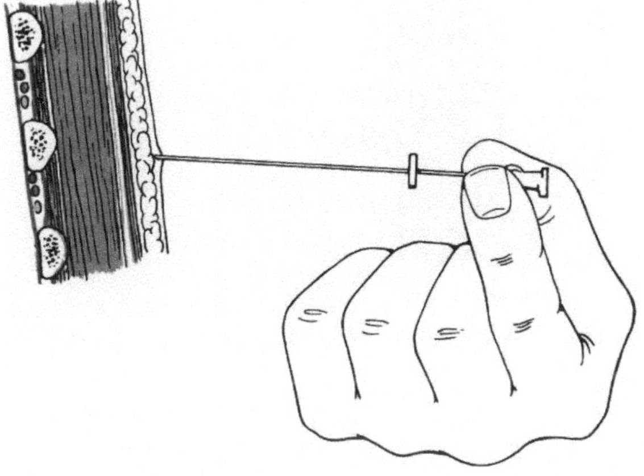

Abb. 63

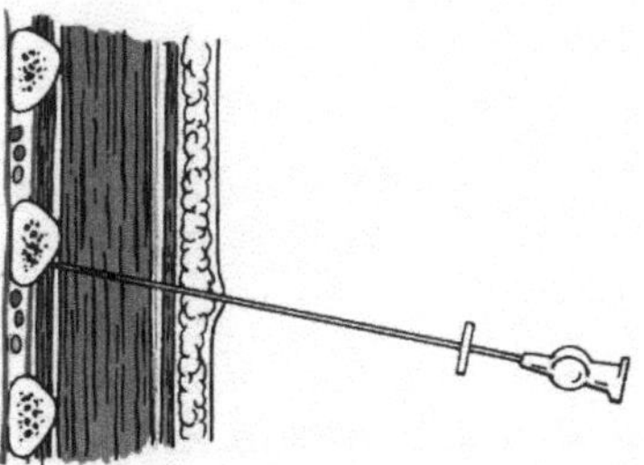

Abb. 64

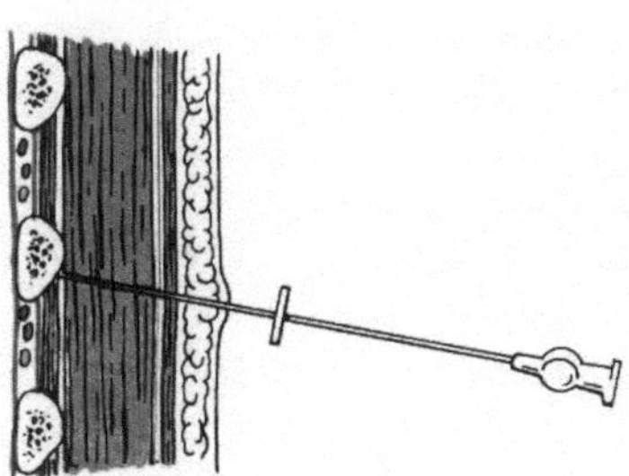

Abb. 65

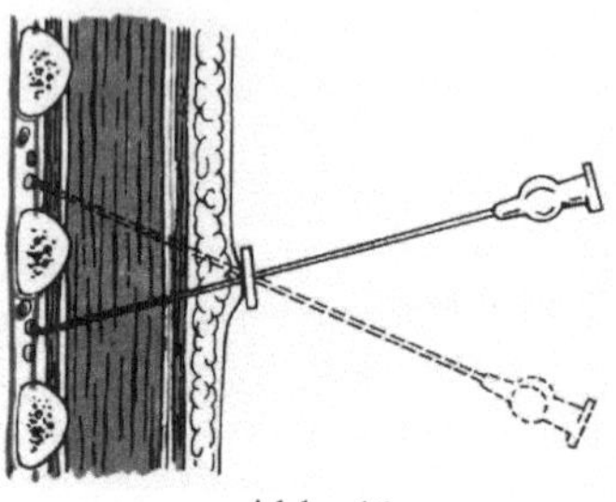

Abb. 66

Abb. 63–66. Sagittale Ansichten der vorausgegangenen vier Bilder

Besondere Gefahr

Da die Pleura direkt unter dem Nerven liegt, besteht die Gefahr des Pneumothorax – eine Komplikation, die besonders ernst bei einem Patienten nach einem abdominellen Eingriff sein kann. Es ist unmöglich, zu verhüten, daß die Kanüle nicht in Pleura oder Lunge eindringt. Aber es ist unwahrscheinlich, daß ein Pneumothorax folgt, wenn die Warnung auf S. 9 beachtet wird.

Allgemeine Überlegungen

Mit dieser Technik können die beiden Nerven ober- und unterhalb der Rippe durch eine Hautpunktion blockiert werden – was für den wachen Patienten von Bedeutung ist.

Intercostal-Blockade am Rippenwinkel

Diese Technik wurde zuerst von Sellheim [2] 1906 beschrieben. Die Kanüle geht durch die Haut, Musculi trapezius, latissimus dorsi, intercostales externus und internus.

Der Rippenwinkel liegt annähernd vier Finger breit von der Mittellinie entfernt. Hier kommt die Rippe aus der Bedeckung der Musculi erectores spinalis heraus und wird erstmals palpabel; sie kann leicht lokalisiert werden, und eine Injektion des darunter liegenden Nerven ist einfach.

Lagerung des Patienten

Seitlich oder halb vornüber geneigt (Abb. 67).

Technik

Eine 5 cm lange Kanüle mit Gummimarke wird dort durch die Haut eingestochen, wo die Rippe erstmals palpabel wird. Die Spitze wird auf den unteren Rand der ausgewählten Rippe gerichtet und die Marke 0,5 cm von der Haut entfernt gesetzt. Dann wird die Kanüle ein wenig zurückgezogen und nun so gerichtet, daß sie unter die Rippe gleitet, um den Nerven zwischen den Musculi intercostales interni und intimi zu erreichen.

5 ml der Lösung werden, ohne die Kanüle zu bewegen, deponiert und die verbleibenden 5 ml werden injiziert, während die Kanüle um 0,5 cm zurückgezogen wird.

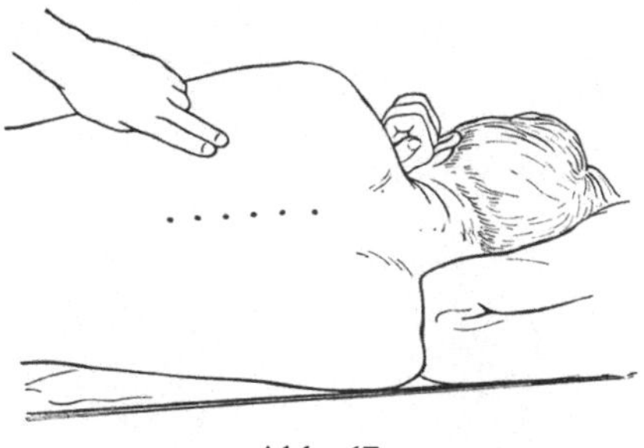

Abb. 67

Besondere Gefahr

Ein Pneumothorax kann sich entwickeln, falls die darunterliegende Pleura und Lunge verletzt werden. Die Gefahr wiederholter Ein- und Auswärtsbewegungen der Kanüle (S. 9) wird erneut betont.

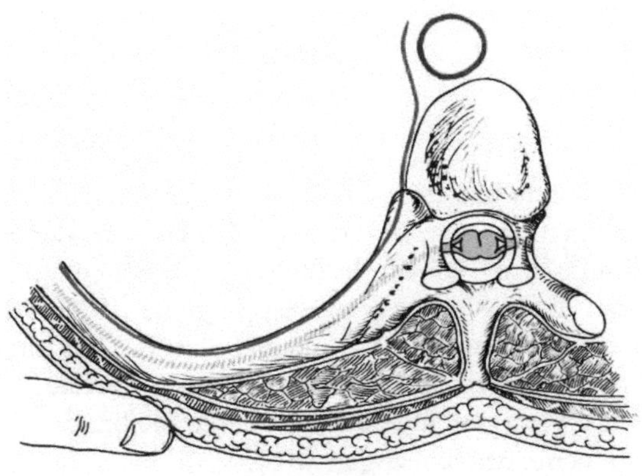

Abb. 68

Allgemeine Überlegungen

Wird der Intercostalnerv soweit lateral wie hier blockiert, so kann die Lösung die Rami communicantes nicht erreichen. Es ist deshalb ratsam, vor einer intraabdominellen Operation ebenso den Plexus coeliacus zu infiltrieren. Aus dem gleichen Grunde ist eine wesentliche Ausbreitung der Lösung zum Extraduralraum und benachbarten Nerven unwahrscheinlich.

Intercostal-Blockade in der mittleren Axillarlinie

Diese Technik wurde von Franz [5] 1917 beschrieben.

Abb. 69 zeigt, daß die Muskelschichten, die die Kanüle passiert, um den Nerven an dieser Stelle (B) zu erreichen, ähnlich denen am Rippenwinkel sind (A); aber der dünne äußere Muskel in A ist der Musculus latissimus dorsi und in B der Musculus serratus magnus.

Lagerung des Patienten

Seitlich oder halb auf dem Rücken liegend.

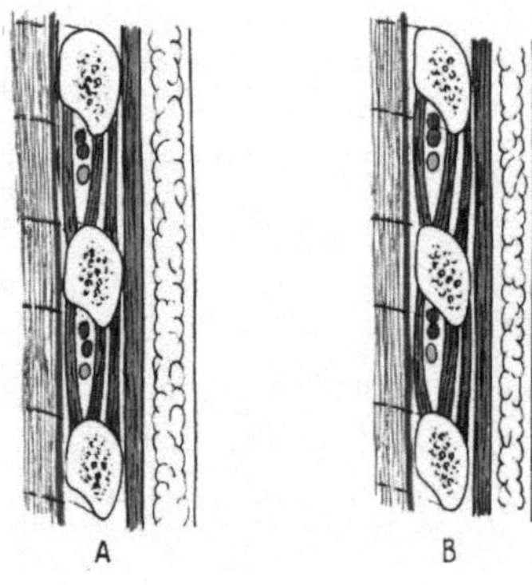

Abb. 69

Technik

Eine 5 cm lange Kanüle mit einer Marke versehen wird bis zur Berührung mit der Rippe eingeführt. Die Marke wird 0,5 cm von der Haut entfernt gesetzt. Die Kanüle wird wieder leicht zurückgezogen und erneut vorgeschoben, so daß die Spitze unter die Rippe gleitet. Wenn die Marke die Haut erreicht, liegt die Spitze der Kanüle dicht am Nervus intercostalis, der zwischen den Musculi intercostales interni und intimi verläuft. 5 ml werden, ohne die Kanüle zu bewegen, injiziert und die verbleibenden 5 ml, während die Kanüle um 0,5 cm zurückgezogen wird.

Besondere Gefahr

Die Beziehung von Nerv zur Pleura ist hier die gleiche wie bei der früheren Technik: es besteht deshalb die Gefahr des Pneumothorax. Todesfälle durch bilateralen Pneumothorax waren Folge der Verwendung großlumiger Kanülen, um ölige Lösungen von Lokalanaesthetica auf beiden Seiten des Thorax zu injizieren. Es muß daran erinnert werden, daß die untere Lungengrenze in der mittleren Axillarlinie niemals so tief wie die Grenze des costodiaphragmalen Raumes reicht, ausgenommen bei voller Inspiration. Bei normaler Inspiration liegt die untere Grenze der Lunge wenigstens zwei Rippen höher als die untere Grenze der Pleura. In der mittleren Axillarlinie erreicht die Pleura die 10. Rippe, aber die untere Grenze der Lunge befindet sich in Höhe der 8. Rippe.

Allgemeine Überlegungen

Während die Kanüle eingestochen wird, ist die Haut frei über der unterliegenden Rippe verschieblich, so daß es oft schwer zu bestimmen ist, welcher Raum zuletzt injiziert wurde.

Eine posteriore Splanchnicus-Blockade ist erforderlich, um die abdominellen Organe zu anaesthesieren.

Dieser Zugang ist von geringem Wert bei chirurgischen Eingriffen im Unterbauch, da die freien Rippen keine geeigneten Leitpunkte zu ihren entsprechenden Nerven sind.

Abdominelle intermuskuläre Blockade

Dieser Zugang wurde 1905 von Braun [6] empfohlen, hat aber niemals Popularität gewonnen.

In einiger Hinsicht ähnelt diese Technik der früheren, aber hier bieten die Rippenknorpel und nicht die Rippen den Leitpunkt und der Nerv wird unmittelbar nach Erreichen der Bauchwand blockiert.

Um die 6., 7. und 8. Nervi thoracales zu erreichen, dringt die Kanüle durch die vordere Wand der Rectusscheide und den Musculus rectus abdominis. Die übrigen Nerven der Bauchwand werden lateral der Scheide in der neurovasculären Schicht (S. 36) erreicht, nachdem die Kanüle Haut und Musculi obliquus externus abdominis und internus abdominis passiert hat.

Lagerung des Patienten

Rückenlage.

Technik

Eine 5 cm lange Kanüle mit Gummimarke wird durch die Haut zum Rippenknorpel eingestochen und die Markierung in 0,5 cm Abstand gesetzt. Die Kanüle wird ein wenig zurückgezogen, erneut gerichtet, damit sie medial zum Knorpel passiert und vorgeschoben bis die Marke die Haut berührt.

5 ml der Lösung werden, ohne die Kanüle zu bewegen, injiziert und die restlichen 5 ml, während die Kanüle um 0,5 cm zurückgezogen wird.

Besondere Gefahr

Die Kanüle kann in die Bauchhöhle gelangen und dort liegende Organe verletzen. Das ist besonders leicht möglich, wenn die Bauchmuskeln durch Dehnung über einen Tumor verdünnt sind, so wie bei einer vergrößerten Milz (S. 55).

Allgemeine Überlegungen

Der Plexus coeliacus muß gesondert blockiert werden.

Rectus-Blockade

Die Infiltration der Musculi recti abdominis wurde 1899 von Schleich [7] ausgeführt. Die von uns beschriebene Blockade ist eine Modifikation dieser Technik.

Die Anaesthesie-Lösung wird zwischen den Musculus rectus abdominis und der hinteren Lage seiner Scheide deponiert, so daß die Nerven anaesthesiert werden, bevor sie in den Muskel eintreten, um ihn und die Haut der Bauchwand medial der Linea semilunaris zu versorgen.

Lage des Patienten

Rückenlage.

Technik

Eine 5 cm lange Kanüle wird durch die Haut eingeführt und passiert leicht durch Subcutangewebe und Fett bis sie auf den straffen Widerstand der anterioren Rectusscheide trifft (Abb. 70). Der Druck auf die Kanüle wird sanft verstärkt, bis die Scheide mit einem deutlichen „Knacks“ durchbohrt wird. Die Kanüle dringt weiter durch den Muskel vor, bis man fühlt, daß sie von der posterioren Wand der Rectusscheide aufgehalten wird (Abb. 71).

10 ml der Lösung werden injiziert, ohne die Kanüle zu bewegen. In dieser Tiefe bedingt die Injektion keine auffällige Schwellung; eine Anschwellung zeigt, daß die Lösung falsch oberflächlich zur Rectusscheide deponiert wurde.

Besondere Gefahren

Die Gefahr dieser Methode liegt in der Möglichkeit, daß die Kanüle zu weit eingeführt und ein Organ angestochen wird.

Es muß sorgfältig darauf geachtet werden, daß der feste Druck, der nötig ist, die zähe, schlaffe Haut der Bauchwand zu durchstechen, die Kanüle nicht in die Bauchhöhle treibt. Um das zu vermeiden, wird die Kanüle fast parallel zur Haut eingestochen und die Richtung erst danach so

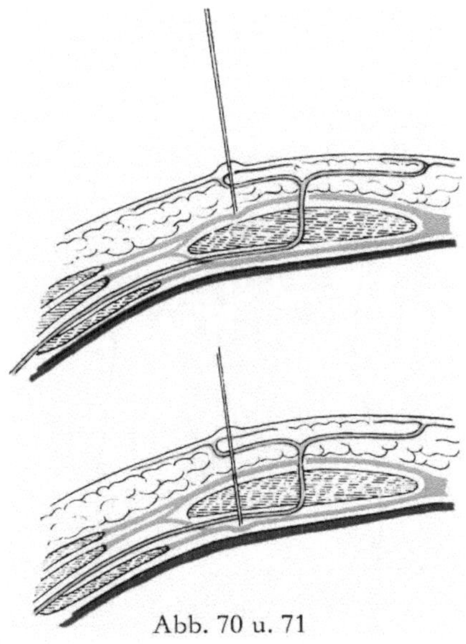

Abb. 70 u. 71

geändert, daß die Kanüle vertikal durch das Subcutangewebe vordringt, um die anteriore Wand der Rectusscheide zu erreichen.

Bei einem Patienten mit einer Auftreibung des Abdomens ist der Musculus rectus abdominis gedehnt und die anteriore und posteriore Schicht liegen beinahe nebeneinander. Die Kanüle kann so beide Schichten passieren und es wird der falsche Eindruck vermittelt, daß nur die anteriore Wand durchstochen wurde. Es ist uns bekannt, daß unerwartet die Peritonealhöhle punktiert wurde, da die Bauchwand durch einen schwangeren Uterus, eine vergrößerte Milz, geblähten Darm und eine volle Blase gedehnt war. Eine vergrößerte, sich mit der Atmung bewegende Milz kann verletzt und eine gefährliche Blutung hervorgerufen werden.

Wenn der Anaesthesist vermutet, daß die Kanüle in die Peritonealhöhle gelangte, dann muß er diese weglegen und eine frische nehmen.

Allgemeine Überlegungen

Eine Rectus-Blockade ist nur von Wert, wenn eine mediane oder paramediane Incision vorgenommen wird.

Jeder Musculus rectus abdominis hat Lineae transversales (Abb. 72), und an diese Unterteilungen muß man bei den Injektionen denken. Für Oberbaucheingriffe ist es zweckmäßig, die Injektionen wie in Abb. 73 zu unterteilen; für Unterbauchoperationen sollten sie wie in Abb. 74 erfolgen.

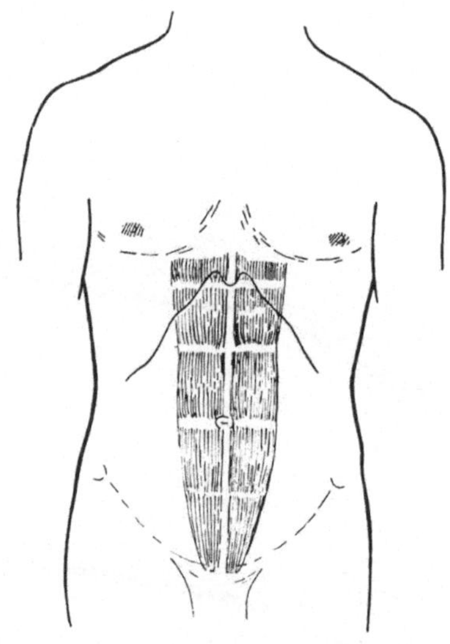

Abb. 72

Wird die Injektion im oberen Abschnitt vorgenommen, dann muß daran gedacht werden, daß die posteriore Lage der Rectusscheide teilweise aus muskulären Fasern des Musculus transversus abdominis zusammengesetzt ist (S. 18). Die posteriore Scheide ist deshalb weniger leicht mit der Kanüle zu identifizieren, als tiefer unten, wo sie vollständig fibrös und daher straffer ist. Unterhalb der Linea arcuata ist die Hinterwand schwach. Deshalb ist es ratsam, zuerst höher oben zu injizieren, um eine Vorstellung von der Dicke des Musculus rectus abdominis zu bekommen.

Seit der Einführung der Muskelrelaxantien wird die Rectus-Blockade nicht mehr so häufig benutzt, um eine Entspannung der Bauchwand zu erreichen. Es gibt aber noch Fälle, bei denen eine lokale Analgesie der Anwendung von Curare vorzuziehen ist. Das gilt besonders für beide Altersgrenzen beim Säugling für die Pyloromyotomie und im hohen Alter für die Prostatektomie. Besonders beim Säugling ist der Musculus rectus abdominis dünn und beim Durchstechen der anterioren Rectusscheide muß man sich hüten, nicht auch die posteriore zu durchstechen.

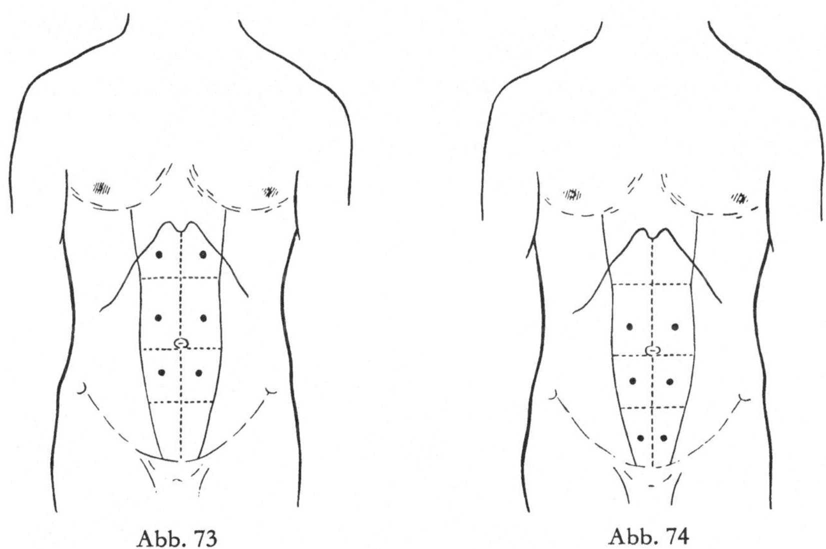

Abb. 73 Abb. 74

Pyloromyotomie (Rammstedt'sche Operation*)

Nach den Statistiken darf man annehmen, daß das chirurgische Ergebnis bei der infantilen Pyloromyotomie nur wenig von der Art der Schmerzbetäubung abhängig ist. Nach lokaler Analgesie gibt es wenig organische Störungen, Erbrechen ist selten und postoperativ kann mit Füttern bald begonnen werden [8].

Der Säugling wird mit Bandagen auf einem Kreuzbrett fixiert. Eine nasal gelegte Magensonde reduziert die Ektasie und ein in Glycerin und Honig getauchter Lutscher wirkt beruhigend.

Abgesehen von der Dosierung ist die Technik im wesentlichen der eben beschriebenen ähnlich. Im allgemeinen ist der Anaesthesist überrascht von der Leichtigkeit, mit der beim Baby die anteriore Rectusscheide zu erkennen ist, wenn sie mit einer scharfen, feinen Kanüle durchstochen wird. Übrigens fühlt man die posteriore Scheide mit der Kanülenspitze rechtzeitig, um eine Penetration zu vermeiden.

An die Gefahr einer Überdosierung sollte immer gedacht werden. Es ist völlig unnötig, eine stärkere Lignocain-Lösung als 0,25%ig zu benutzen,

* Conrad Rammstedt, geboren 1867, wurde 1911 Professor für Chirurgie in Münster. Er modifizierte die bestehenden Techniken zur Behandlung der Pylorusstenose bei Säuglingen und die nach ihm genannte wurde 1912 beschrieben [9].

noch sollte die Adrenalin-Konzentration über 1:400000 liegen. Die Dosis von Lignocain wird nach dem Körpergewicht bestimmt und bei einem 3–3,5 kg schweren Baby injizieren wir bis zu 12 ml (30 mg Lignocain). Dieses Volumen mag klein erscheinen, ist aber reichlich für einen so kleinen Patienten und darf nicht überschritten werden. Nachdem 1 ml an der posterioren Scheide (Abb. 71) in jedes der in Abb. 73 gezeigten Abschnitte deponiert ist, wird die Incisionslinie subcutan, aber bis in Höhe der Brustwarzenlinie und des Nabels infiltriert (Abb. 75).

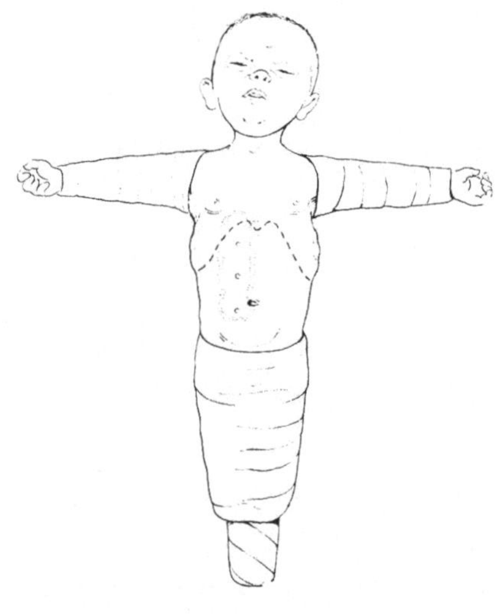

Abb. 75

Prostatektomie

Der Ausgang einer Not-Prostatektomie bei einem Patienten in schlechtem Allgemeinzustand kann erheblich vom Anaestheticum beeinflußt werden. Der alte Bronchitiker mit einem insuffizienten Herzen hat wenig Reserve. Für ihn ist es wertvoll, sich die Mühe zu machen, ihm sogar kleine Belastungen zu ersparen, die ein besserer Patient leicht kompensieren würde [10].

Eine untere Spinal- (oder Extradural-)Analgesie soll sich in einem solchen Falle in ihrer Wirkung auf die Sacralnerven beschränken. Harnblase und Prostata-Region werden dadurch unempfindlich, aber die Ausdehnung innerhalb der Dura ist nicht so hoch, daß die sympathischen Fasern aus dem Rückenmark beeinflußt werden; der Blutdruck bleibt deshalb stabil. Es werden auch keine Intercostalmuskeln gelähmt wie es unvermeidlich der Fall wäre, wenn sich die Analgesie nach aufwärts ausbreiten würde, um noch den unteren Teil der Bauchwand mit zu erfassen.

Der Zugang zur Blase wird durch Blockade der unteren Segmente des Musculus rectus abdominis (Abb. 74) und durch lokale Infiltration ermöglicht. Die Infiltration 1. wird entlang der Incisionslinie nach aufwärts bis unmittelbar über den Nabel und nach abwärts bis zur Basis des Penis, 2. hinter das Os pubis in das Cavum Retzii ausgedehnt. Diese letzte Injektion dient drei Zielen: a) sie sorgt für ein trockenes Operationsfeld, b) sie hilft beim retropubischen Zugang das Operationsgebiet zu identifizieren und erleichtert so die Präparation und c) beseitigt Mißempfindungen beim Zurückdrücken bzw. -ziehen der Blase.

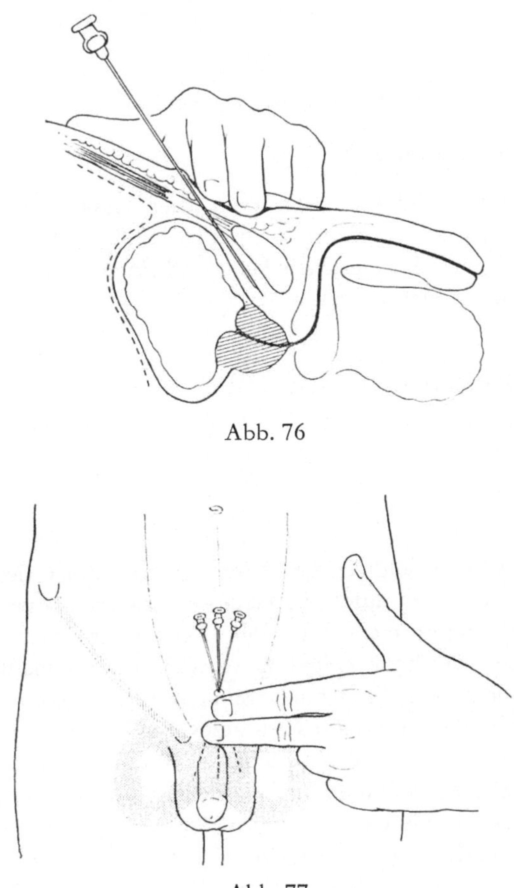

Abb. 76

Abb. 77

Injektions-Technik im Cavum Retzii

Eine 10 cm lange Kanüle wird in der Mittellinie zwei Finger breit (3 cm) oberhalb der Crista ossis pubis eingestochen, und so vorgeschoben, daß sie die postero-superiore Fläche des Os pubis erreicht. Jetzt wird die Kanüle so geführt, daß sie hinter die Symphyse gleitet und parallel zu ihr verläuft (Abb. 76). 10 ml der Lösung werden hier injiziert. Die Kanüle wird etwas zurückgezogen und nach jeder Seite gerichtet (Abb. 77), wo zwei weitere Injektionen von 10 ml vorgenommen werden. Der Plexus prostaticus und die tiefen Venen des Penis bilden ein sehr gefäßreiches Gebiet, so daß es vor einer Injektion unbedingt erforderlich ist, durch Aspiration festzustellen, daß die Spitze der Kanüle nicht intravasal liegt.

Das Samenstrangbündel kann am inneren Leistenring infiltriert werden (S. 62) oder dort, wo es den äußeren Leistenring verläßt.

Die Crista iliaca Blockade

Allgemeine Beschreibung

Es ist eine einfache Blockade, die von einer Hautquaddel lateral zur abdominellen Incision ausgeführt wird. Sie erfaßt nur die somatischen Nerven und bietet eine Analgesie der Haut und Entspannung der Muskulatur des unteren Bauchwandabschnittes.

Lagerung des Patienten

Rückenlage.

Technik

Der Anaesthesist steht seitlich des Patienten gegenüber des Injektionsbezirkes. Die Kanüle wird durch die Haut eingestochen, zwei Finger breit entlang einer gedachten Linie, die die Spina iliaca anterior superior mit dem Xiphoid verbindet. Der linke Zeigefinger wird auf die Spina iliaca anterior superior gelegt und die Kanüle fast horizontal gerichtet, um die innere Fläche des Os ilium unmittelbar unterhalb des Randes der Crista iliaca zu treffen. Die Kanüle hat jetzt die drei lateralen Bauchmuskeln durchdrungen. 10 ml der Lösung werden injiziert, während die Kanüle langsam zurückgezogen wird. Die Kanüle wird erneut in einem etwas steileren Winkel eingestochen und die Injektion wiederholt. Der fächerförmige Bezirk, der auf diese Weise infiltriert wird, schließt die Nervi thoracalis 12, ilioinguinalis und iliohypogastricus ein, die in der neurovasculären Schicht nach vorn laufen.

Nun wird die Kanüle subcutan bis zum äußeren Rand der Crista iliaca gerichtet und 10 ml der Lösung werden wieder beim Zurückziehen injiziert; das anaesthesiert oberflächliche Hautäste, die von den Hauptnerven unmittelbar lateral der Injektionslinie abgegeben werden.

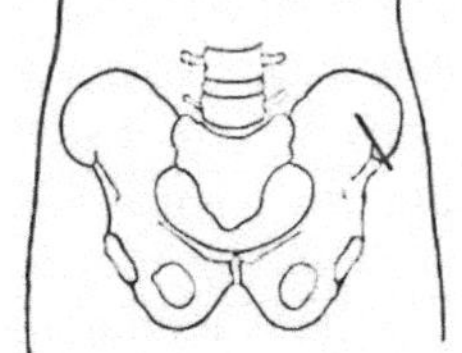

Abb. 78. Schlüssel zu Abb. 79

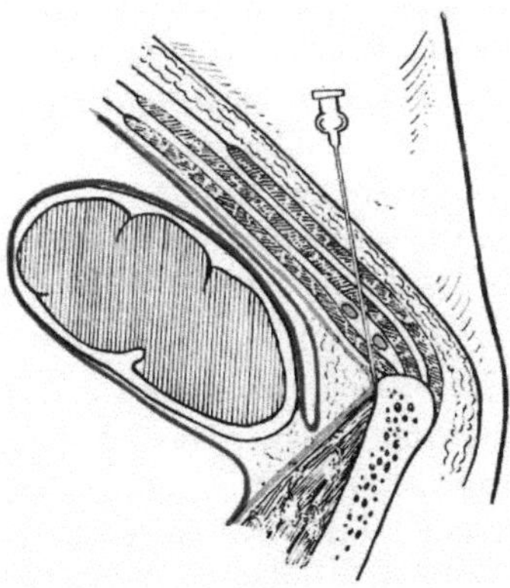

Abb. 79. S. Abb. 78. Die Kanüle ist, wie im Text beschrieben, eingestochen. Die Nerven liegen zwischen den Musculi transversus abdominis und obliquus internus abdominis

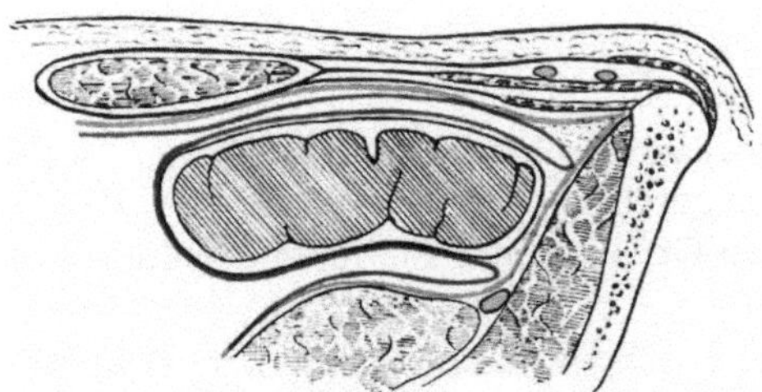

Abb. 80. Horizontalschnitt durch die Spina iliaca anterior superior (s. Abb. 81). Hier haben die Nerven gerade den Musculus obliquus internus abdominis durchbohrt und liegen unter dem Musculus obliquus externus abdominis

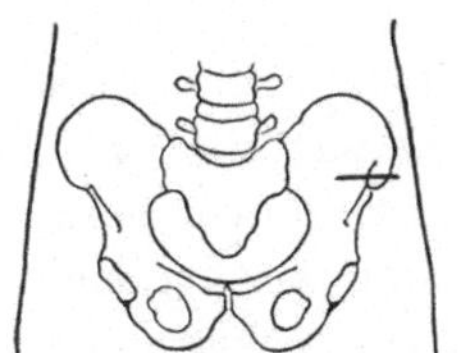

Abb. 81. Schlüssel zu Abb. 80

Der Ramus cutaneus lateralis des 12. Nerven innerviert nicht die Haut der Bauchwand, läuft aber über die Crista iliaca zwei Finger breit posterior zur Spina iliaca anterior superior, um den Oberschenkel zu erreichen. Sensible Fasern zur Versorgung der Regio suprapubica durch den Hauptstamm dieses Nerven werden durch die Blockade anaesthesiert.

Wenn das Operationsfeld über die Inguinalregion ausgedehnt wird, dann müssen die Nervi thoracales 10 und 11 ebenso blockiert werden. Der Anaesthesist steht jetzt auf der zu injizierenden Seite. Man anaesthesiert die Nervi cutanei laterales, indem man die Kanüle subcutan 5 cm in Richtung auf die Rippen vorschiebt und danach beim Zurückziehen 10 ml der Lösung injiziert (Abb. 82). Das bietet eine Analgesie der Haut von der Injektionslinie bis nach medial zur Linea semilunaris.

Dieser Teil des Musculus rectus abdominis und die Haut über ihm, innerviert von den Nervi thoracales 10 und 11, bleiben unbeeinflußt, da sie von den Hauptstämmen versorgt werden. Man kann sie anaesthesieren, indem die Kanüle in der gleichen Richtung wie zuvor, aber tiefer, vorgeführt wird. Die Fasern des Musculus obliquus externus abdominis werden gleich durch ihren Widerstand gegenüber der Kanüle erkannt. Diese Muskelschicht wird durch sanften Druck überwunden und die Kanüle, abhängig vom Einstichwinkel, um 0,5–1 cm vorgeschoben, um ihre Spitze in die neurovasculäre Schicht zu bringen. 5 ml der Lokalanaesthesie-Lösung werden injiziert und weitere 5 ml, während die Kanüle um 1 cm zurückgezogen wird.

Herniorrhaphie

Die Crista iliaca-Blockade genügt für die Wandungen des Canalis inguinalis, aber sein Inhalt muß gesondert anaesthesiert werden. Der Zugang zu diesen unten beschriebenen Geweben ist dem durch den äußeren Leistenring vorzuziehen.

Eine 5 cm lange Kanüle wird im rechten Winkel zur Haut einen Finger breit oberhalb des mittleren Inguinal-Punktes eingestochen. Der Musculus obliquus externus abdominis ist hier sehnig (Abb. 47) und leicht beim Durchstechen zu identifizieren. Der terminale Ast des Nervus ilioinguinalis, der unmittelbar tief zu ihm verläuft, wird schon durch die Crista-iliaca-Blockade anaesthesiert, aber keine Gewebe, die durch den inneren Leistenring (Abb. 45) in den Canalis inguinalis eintreten. In dieser Region gibt es reichlich extraperitoneales Fettgewebe, so daß beim durchschnittlichen Manne die Kanüle um 2–3 cm zum inneren Leistenring hin vorgeführt werden muß. 10 ml der Lösung werden dann injiziert und weitere 10 ml, während die Kanüle um 2 cm zurückgezogen wird. Durch diese Injektion werden anaesthesiert:

1. Der Hals des Peritonealsackes;

2. Die perivasculären sympathischen Fasern des Samenstrangbündels und des Hodens;

3. Der Ramus genitalis des Nervus genitofemoralis.

Die Versorgung des Nervus cutaneus überlappt die Mittellinie um ungefähr 1 cm, und eine kleine Menge der Lösung muß subcutan injiziert werden, wenn dieses Gebiet in den Operationsbereich fällt – das Einsetzen

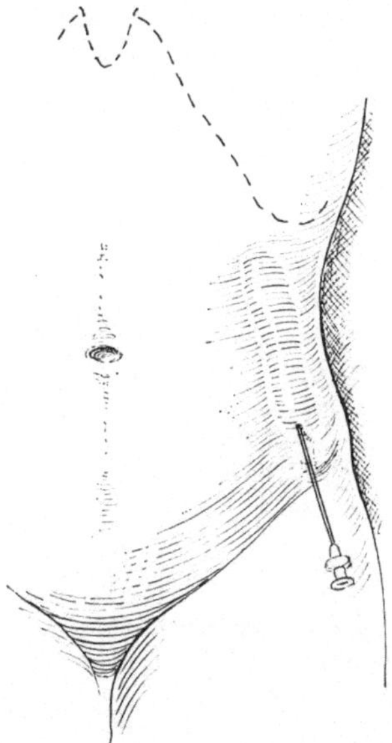

Abb. 82. Subcutane Infiltration, um die Rami cutanei laterales der Nervi thoracales 10 und 11 zu anaesthesieren

einer Hautklemme in einen nicht anaesthesierten Hautbezirk der Basis des Penis zerstört mit Sicherheit das Vertrauen des Patienten in die Schmerzlosigkeit der bevorstehenden Operation.

Die vorausgegangene Darstellung war die klassische Beschreibung der Technik der lokalen Analgesie für eine inguinale Herniorrhaphie. Aber es können auch gute Ergebnisse erzielt werden, indem man mit 10 ml der Lösung die Incisionslinie infiltriert und durch diese eine Injektion tief zur Aponeurose des Musculus obliquus externus abdominis (s. Abb. 47), wie zuvor beschrieben, vornimmt.

Die Technik „Wischnewsky's" (s. Reclus S. 11)

Diese Technik :„Injiziere und schneide" ist in der UdSSR weit verbreitet und ist gelegentlich sehr zu empfehlen, besonders dort, wo der Chirurg als sein eigener Anaesthesist tätig sein muß. Diese Methode beruht auf der Tatsache, daß schwache Lösungen von *Procain*, in die Gewebe eingespritzt, auffallend harmlos sind. Tatsächlich werden unbegrenzte Mengen von 0,5%igem Procain (ohne Vasokonstriktoren-Zusatz) verwendet. Der Chirurg infiltriert subcutan und nach der Durchtrennung der Haut injiziert er weiter freizügig durch die dargestellte Aponeurose des Musculus obliquus externus abdominis. So spritzt er ungehindert in jedes Gewebe bei minimalen Unannehmlichkeiten für den Patienten. Die Gewebe quellen durch die wiederholten Injektionen ödematös auf, und das wird, obwohl von manchen Chirurgen als Nachteil angesehen, von den Verfechtern dieser Technik als Erleichterung bei der Präparation hervorgehoben.

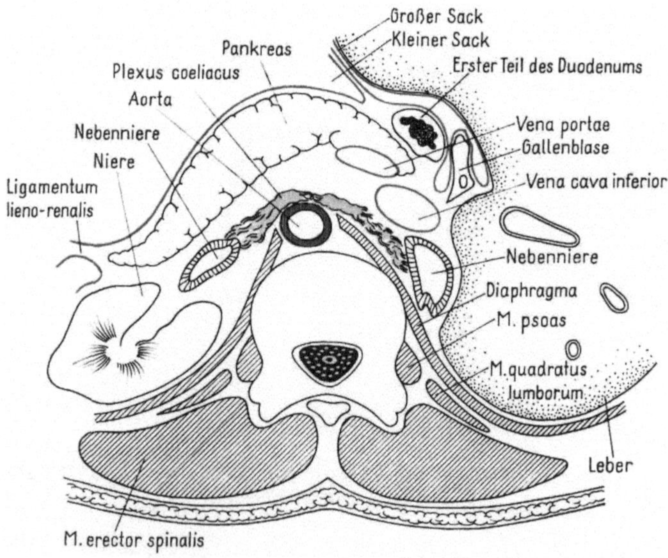

Abb. 83. Topographie des Plexus coeliacus. (Nach Symington)

Posteriore Splanchnicus-Blockade

Die Infiltration des Plexus coeliacus auf dem posterioren Wege, wie sie allgemein heute ausgeführt wird, wurde von Kappis [11] 1919 beschrieben.

Der Plexus coeliacus ist aus zwei halbmondförmigen Ganglien und einem dichten Netz von autonomen Nervenfasern zusammengesetzt und umgibt die Aorta, die coeliacale Achse und die Wurzel der Arteria mesenterica superior. Eine in den retroperitonealen Raum vor den 1. Lumbalwirbel deponierte Lokalanaesthesielösung wird die afferenten Impulse von den Eingeweiden blockieren, außer denen, die von den Beckenorganen her durch die Nervi erigentes laufen (S. 3, 4, 52).

Lagerung des Patienten

Lateral oder halb vornübergeneigt (Abb. 84).

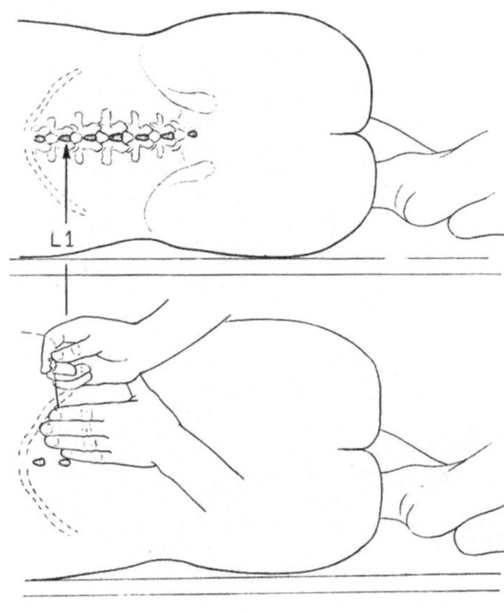

Abb. 84

Technik

Der Processus spinosus des 1. Lumbalwirbels wird bestimmt und eine Hautquaddel vier Finger breit lateral von ihm angelegt. Alternativ kann der Einstichpunkt durch die Haut dadurch gefunden werden, daß man die 12. Rippe an einem Punkt, vier Finger breit von der Mittellinie entfernt, aufsucht. Eine 12 cm lange Kanüle wird unter der Rippe in einem Winkel von 60–70 Grad durch die Haut und den Musculus erector spinalis gestochen, bevor sie den lateralen Rand des 1. Lumbalwirbels erreicht (unterbrochene Linie, Abb. 85). Die Kanüle wird um 3 cm zurückgezogen und neu gerichtet, so daß sie gerade am Wirbelkörper vorbeigleitet, wobei ihr Verlauf fast einen rechten Winkel zur Haut bildet. Die Kanüle wird um ungefähr 1,5 cm vorgeschoben, um durch das Crus des Diaphragmas in den retroperitonealen Raum zu gelangen.

Eine einzige Injektion von 40 ml wird den Plexus coeliacus wirkungsvoll anaesthesieren. Es ist unnötig, die Kanüle auf beiden Seiten des Wirbels einzustechen, wie es von Kappis empfohlen und noch allgemein durchgeführt wird, da die injizierte Lösung in den retroperitonealen Raum in diesem Bereich frei von einer Seite auf die andere dringt.

Bei richtiger Lage der Kanüle kann Flüssigkeit leicht injiziert werden. Widerstand kann dadurch bedingt sein, daß die Kanülenspitze entweder gegen den Knochen gerichtet ist oder im sehnigen Teil des Crus des Diaphragmas liegt.

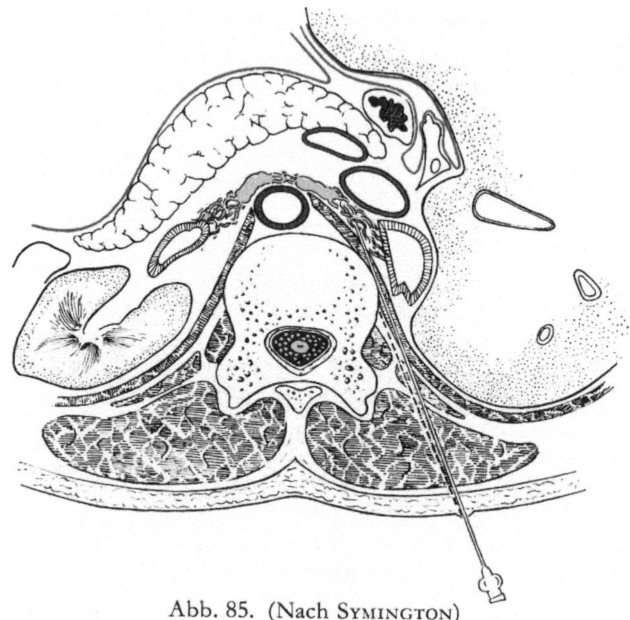

Abb. 85. (Nach SYMINGTON)

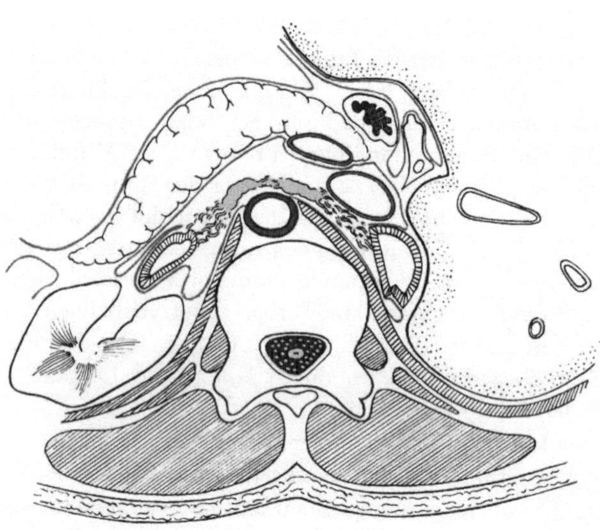

Abb. 86. Die mögliche Ausbreitung des Lokalanaestheticums im retroperitonealen Raum nach Injektion des Plexus coeliacus. (Nach SYMINGTON)

Besondere Gefahren

Der Plexus coeliacus liegt nahe der Aorta und Vena cava inferior, die leicht punktiert werden können.

Man braucht dadurch keinen Schaden zu befürchten, wenn zwei Punkte beachtet werden:

1. Die Kanüle darf nur einmal eingestochen, und wiederholte Ein- und Auswärts-Bewegungen müssen vermieden werden;

2. Auf der linken Seite darf nicht eingespritzt werden, wenn die Möglichkeit besteht, daß die Aorta arteriosklerotisch verändert ist.

Wurde eines dieser Gefäße punktiert, so muß die Kanüle zurückgezogen werden, bis kein Blut mehr fließt. Dann kann die Injektion vorgenommen werden.

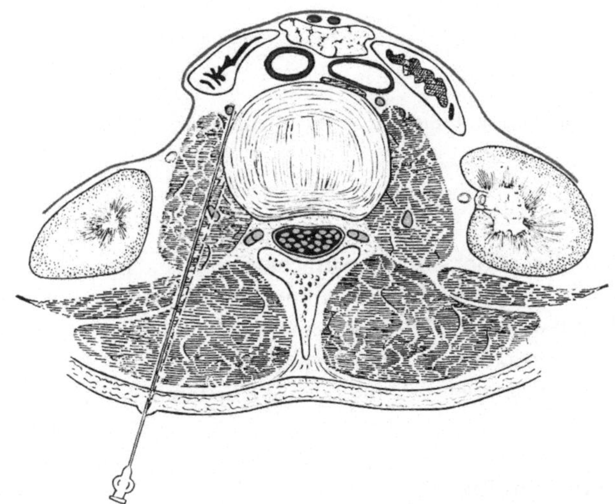

Abb. 87. Die Kanülen-Lage zur Injektion der Sympathicus-Kette nach Kappis. (Nach Symington)

Blockade der lumbalen Sympathicus-Kette

Eine Methode, die lumbale Sympathicus-Kette zu blockieren, wurde zuerst von Mandl [12] 1926 beschrieben. Dieser Zugang ist ähnlich dem von Kappis für den Plexus coeliacus, nur mit der Abweichung, daß die Kanüle in Höhe von L 3 eingestochen wird (Abb. 87). Wir beschreiben hier ein Vorgehen, das von Bryce-Smith [13] empfohlen wurde und von dem wir glauben, daß es eine Verbesserung bedeutet.

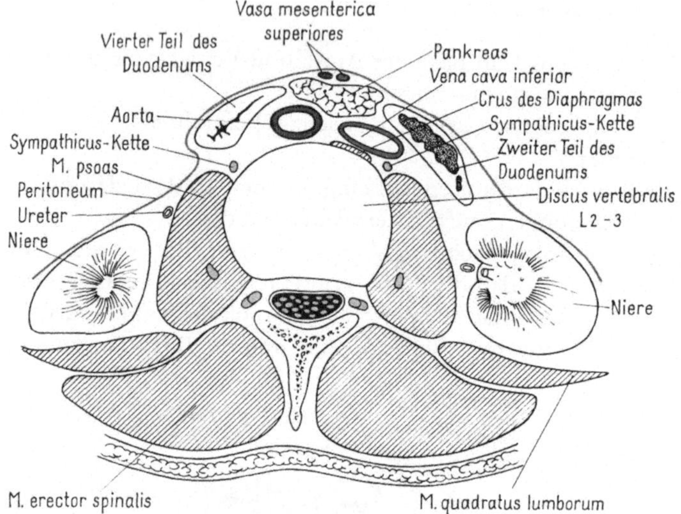

Abb. 88. Die Topographie der Sympathicusstränge. (Nach Symington)

Indikationen

Die Injektion der lumbalen Sympathicus-Kette ist eine wertvolle therapeutische und diagnostische Maßnahme. Die afferenten und efferenten sympathischen Bahnen der Beckenorgane werden blockiert und Schmerzen durch Uteruskontraktionen beseitigt; in der unteren Extremität wird Gefäßspasmus aufgehoben und die Gefäße dilatieren.

Allgemeine Beschreibung

In der unteren Thoraxregion liegt die Sympathicus-Kette an der posterolateralen Fläche des Wirbelkörpers, und der Verlauf der Rami communicantes jedes Spinalnerven ist kurz. In der Lumbalregion liegt die Kette an der anterolateralen Fläche des Wirbelkörpers nahe zum medialen Rand des Musculus psoas. Der graue Ramus communicans ist deshalb länger: er windet sich rund um die konkave Seite des Wirbels in einem flachen Tunnel überdacht vom fibrösen Bogen eines der Ursprünge des Musculus psoas umgeben von einer Ausziehung des extraduralen Fettgewebes.

Lagerung des Patienten

Lateral oder halb vornübergeneigt.

Technik

Die Konkavität des Wirbelkörpers, über die sich der Musculus psoas wölbt, liegt in der gleichen Höhe, wie der untere Rand des Processus transversus und die Spitze des Processus spinalis. Nach diesen Anhaltspunkten legt der Anaesthesist eine Hautquaddel drei Finger breit lateral der Spitze des Processus spinalis des 3. Lumbalwirbels an. Eine 12 cm lange Kanüle wird nun in einem Winkel von 70 Grad zur Haut eingestochen und zum Körper

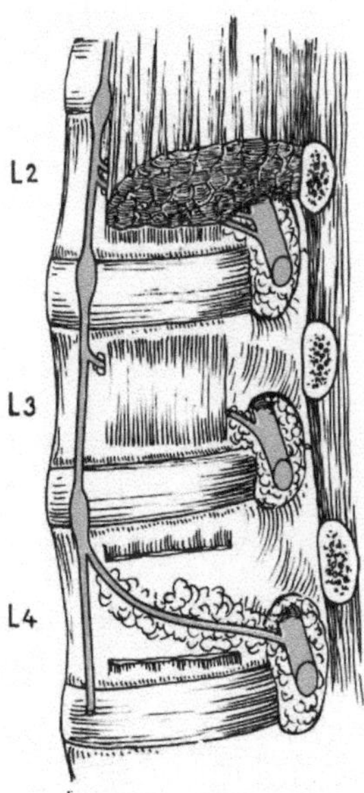

Abb. 89. Gegenüber von L 3 ist der Musculus psoas entfernt worden, um den fibrösen Bogen zu zeigen, der die Konkavität des Wirbels überbrückt. Bei L 4 ist dieser Bogen weggeschnitten worden, um den Verlauf des grauen Astes darzustellen, der die Sympathicus-Kette mit dem Lumbalnerven verbindet

des Wirbels vorgeschoben. Wenn die Spitze den Processus transversus berührt, wird sie in ihrer Richtung so korrigiert, daß sie unmittelbar unter ihm passiert. Hat die Spitze der Kanüle den Wirbelkörper erreicht, dann liegt sie innerhalb des Psoas-Tunnels; 15–20 ml der Lösung werden hier deponiert. Diese bahnt sich einen Weg nach vorn und erreicht die Sympathicus-Kette.

Allgemeine Überlegungen

Eine richtig ausgeführte Injektion zeigt sich durch Symptome und Zeichen der Sympathicus-Lähmung: ein subjektives Wärmeempfinden wird innerhalb von 10 min deutlich; zu dieser Zeit fühlt sich das Glied wärmer an; Rötung der Haut, Anfüllung der peripheren Blutgefäße, Fehlen von Schwitzen sind deutlich, und der über die Sympathicus-Kette vermittelte Schmerz ist beseitigt.

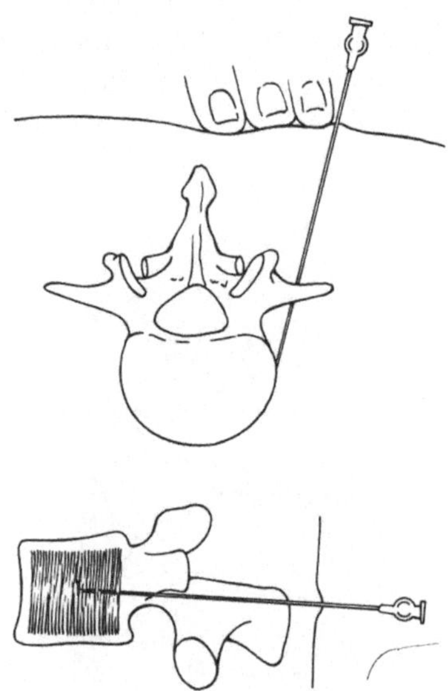

Abb. 90. Zugang nach BRYCE-SMITH zu der lumbalen Sympathicus-Kette (s. Abb. 91)

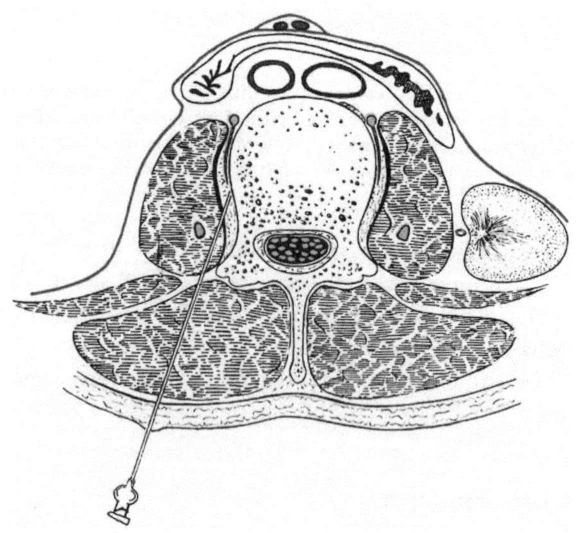

Abb. 91. Querschnitt durch die Mitte von L 3, um zu zeigen, wie die Kanülenspitze in dem Tunnel unter dem Musculus psoas liegt

Besondere Gefahren

Lösungen, die einen langdauernden Effekt hervorrufen, dürfen nicht nach der Technik von Bryce-Smith angewendet werden, da sich etwas Flüssigkeit nach rückwärts einen Weg bahnen und den 3. Lumbal-Nerven in der Region des Foramen intervertebrale erfassen kann.

Wird die Technik nach Kappis gewählt, so muß man an die Lage der großen Gefäße denken (S. 66).

Literatur

[1] Kappis, M.: Münch. med. Wschr. **59**-1, 794 (1912).
[2] Sellheim, H.: Verh. dtsch. Ges. Gynäk., Leipzig, S. 176 (1906).
[3] Läwen, A.: Münch. med. Wschr. **58**-1, 1390 (1911).
[4] Adam, L.: Dtsch. Z. Chir. **133**, 1 (1915).
[5] Franz, R.: Münch. med. Wschr. **64**-2, 1439 (1917).
[6] Braun, H.: Die Lokalanaesthesie, Leipzig, S. 311 (1905).
[7] Schleich, C. L.: Schmerzlose Operationen, Berlin, S. 240 (1899).
[8] Leatherdale, R. A. L.: Lancet **1**, 932 (1958).
[9] Rammstedt, C.: Med. Klin. (Berl.), **8**, 1702 (1912).
[10] Ellis, H., and R. A. L. Leatherdale: Lancet, **2**, 1189 (1958).
[11] Kappis, M.: Bruns' Beitr. Klin. Chir. ,**115**, 161 (1919).
[12] Mandl, F.: Die paravertebrale Injektion, Wien (1926).
[13] Bryce-Smith, R.: Anaesthesia, **6**, 150 (1951).
[14] Symington, J.: Splanchnology, "Quain's Elements of Anatomy", Vol. II, Part 2 Longman's, Green & Co: London 1914

Sachregister

Druck: Universitätsdruckerei Mainz GmbH

Erschienene Bände:

1 **Resuscitation Controversial Aspecta.** Chairman and Editor: Peter Safar. VI, 64 pages, 1963. DM 10,—

2 **Hypnosis in Anaesthesiology.** Chairman and Editor: Jean Lassner. VIII, 51 pages, 1964. DM 8,50

3 **Schock und Plasmaexpander.** Herausgegeben von K. Horatz und R. Frey. 60 Abb., VIII, 154 Seiten, 1964. DM 18,—

4 **Die intravenöse Kurznarkose mit dem neuen Phenoxyessigsäurederivat Propanidid** (Epontol®). Herausgegeben von K. Horatz, R. Frey und M. Zindler. 163 Abb., XII, 318 Seiten, 1965. DM 21,—

5 **Infusionsprobleme in der Chirurgie.** Unter dem Vorsitz von M. Allgöwer. Leiter und Herausgeber: U. F. Gruber. 14 Abb., IX, 108 Seiten, 1965. DM 7,20

6 **Parenterale Ernährung.** Herausgegeben von K. Lang, R. Frey und M. Halmágyi. 47 Abb., X, 156 Seiten, 1966. DM 19,60

7 **Grundlagen und Ergebnisse der Venendruckmessung zur Prüfung des zirkulierenden Blutvolumens.** Von V. Feurstein. 21 Abb. und 2 Tab., VIII, 37 Seiten, 1965. DM 9,60

8 **Third World Congress of Anaesthesiology.** 46 Fig. and 10 Tables, XI, 173 pages, 1966. DM 24,—

9 **Die Neuroleptanalgesie.** Herausgegeben von W. F. Henschel. 80 Abb., XII, 207 Seiten, 1966. DM 36,—

10 **Auswirkungen der Atemmechanik auf den Kreislauf.** Von R. Schorer. 17 Abb., VIII, 58 Seiten, 1965. DM 14,—

11 **Der Elektrolytstoffwechsel von Hirngewebe und seine Beeinflussung durch Narkosemittel.** Von W. Klaus. 26 Abb., VIII, 97 Seiten, 1967. DM 20,—

12 **Sauerstoffversorgung und Säure-Basenhaushalt in tiefer Hypothermie.** Von P. Lundsgaard-Hansen. 15 Abb., VIII, 91 Seiten, 1966. DM 18,—

13 **Infusionstherapie.** Herausgegeben von K. Lang, R. Frey und M. Halmágyi. 115 Abb., VIII, 246 Seiten, 1966. DM 39,60

14 **Die Technik der Lokalanaesthesie.** Von H. Nolte. 29 Abb., VIII, 53 Seiten, 1966. DM 6,—

15 **Anaesthesie und Notfallmedizin.** Herausgegeben von K. Hutschenreuter. 94 Abb., XII, 286 Seiten, 1966. DM 48,—

16 **Anaesthesiologische Probleme der HNO-Heilkunde und Kieferchirurgie.** Herausgegeben von K. Horatz und H. Kreuscher. 3 Abb., VIII, 39 Seiten, 1966. DM 9,60

17 **Probleme der Intensivbehandlung.** Herausgegeben von K. Horatz und R. Frey. 50 Abb., XII, 119 Seiten, 1966. DM 19,80

18 **Fortschritte der Neuroleptanalgesie.** Herausgegeben von M. Gemperle. 60 Abb. und 27 Tab., X, 148 Seiten, 1966. DM 19,80

19 **Örtliche Betäubung. Plexus brachialis:** Sir Robert R. Macintosh und W. W. Mushin. 32 Abb., VIII, 32 Seiten, 1967. DM 12,—

Erschienene Bände (Fortsetzung):

20 **Anaesthesie in der Herz- und Gefäßchirurgie.** Herausgegeben von O. Just und M. Zindler. 70 Abb., X, 209 Seiten, 1967. DM 39,60

21 **Die Hirndurchblutung unter Neuroleptanaesthesie.** Von H. Kreuscher. 19 Abb., VIII, 85 Seiten, 1967. DM 19,80

22 **Ateminsuffizienz.** Von H. L'Allemand. 22 Abb., VIII, 90 Seiten, 1968. DM 22,–

23 **Die Geschichte der chirurgischen Anaesthesie.** Von Thomas E. Keys. 48 Abb., XVIII, 230 Seiten, 1968. DM 48,—

24 **Ventilation und Atemmechanik bei Säuglingen und Kleinkindern unter Narkosebedingungen.** Von J. Wawersik. 84 Abb., X, 151 Seiten, 1967. DM 32,–

25 **Morphinartige Analgetika und ihre Antagonisten.** Von Francis F. Foldes, Mark Swerdlow, and Ephraim S. Siker. 39 Abb., XXIII, 364 Seiten, 1968. DM 68,—

26 **Örtliche Betäubung: Kopf und Hals.** Von Sir Robert R. Macintosh und M. Ostlere. 145 Abb., VIII, 126 Seiten, 1968. DM 42,–

27 **Langzeitbeatmung.** Von Ch. Lehmann. 39 Abb., XIV, 94 Seiten, 1968. DM 24.–

28 **Die Wiederbelebung der Atmung.** Von H. Nolte. 29 Abb., XII, 89 Seiten 1968. DM 8,–

29 **Kontrolle der Ventilation in der Neugeborenen- und Säuglingsanaesthesie.** Von U. Henneberg. 25 Abb., VII, 73 Seiten, 1968. DM 19,80

In Vorbereitung:

30 **Hypoxie.** Herausgegeben von R. Frey, K. Lang, M. Halmágyi und G. Thews

31 **Kohlenhydrate.** Herausgegeben von K. Lang, R. Frey und M. Halmágyi

33 **Symposion: Planung, Organisation und Einrichtung von Intensivbehandlungseinheiten.** Von H. W. Opderbecke

34 **Venendruckmessung.** Herausgegeben von M. Allgöwer, R. Frey und M. Halmágyi

35 **Säure-Basen-Haushalt.** Herausgegeben von V. Feurstein

36 **Anaesthesie und Nierenfunktion.** Herausgegeben von V. Feurstein

37 **Anaesthesiologie und Kohlenhydratstoffwechsel.** Herausgegeben von V. Feurstein

38 **Respiratorbeatmung und Oberflächenspannung in der Lunge.** Von H. Benzer

39 **Die nasale Intubation.** Von M. Körner

In Vorbereitung (Fortsetzung):

---

40 **Ketamine.** Herausgegeben von H. Kreuscher

41 **Über das Verhalten von Ventilation, Gasaustausch und Kreislauf bei Patienten mit normalem und gestörtem Gasaustausch unter künstlicher Totraumvergrößerung.** Von O. Giebel

42 **Der Narkoseapparat.** Von P. Schreiber